Dr. Peter Kappes & Dr. Stephen Wirth · **Sich wohl fühlen** · Gesund denken und handeln.

Dr. Peter Kappes & Dr. Stephen Wirth

Sich wohl fühlen

Gesund denken und handeln.

Inhaltsverzeichnis

Seite

I. Schlüsselthemen der Gesundheit

II. „Seuchen“ des 21. Jahrhunderts - Fallbeispiele

Seite

Damit keine Missverständnisse über unsere Absichten entstehen, möchten wir diesem Buch einige erläuternde Bemerkungen voranschicken. Es ist nicht für Fachleute geschrieben, sondern für die große Mehrzahl derer, die keine sind, also für Laien. Die Experten bitten wir daher, uns den Verzicht auf die gewohnte Fachsprache, Themenaufbereitung und den wissenschaftlichen Apparat nachzusehen. Wir hoffen indessen, dass alle übrigen Leser uns dies zugutehalten.

Betrachten wir weiter, worum es uns nicht geht: Wir möchten die bestehenden Spezial-Veröffentlichungen zum Thema Gesundheit nicht einfach um ein weiteres Exemplar vermehren. Gleichfalls erheben wir keinen Anspruch, vollständig neue Einsichten oder gar bislang unentdeckte „Wahrheiten" zu verkünden. Schließlich kann und muss man das Rad nicht immer wieder neu erfinden. Man sollte aber wissen, wie man es richtig auswuchtet und welchen Druck sein Schlauch benötigt. Sonst läuft die Sache nicht nur unrund, sondern vielleicht gar nicht. Es ist ja - um im Bilde zu bleiben - unverkennbar, dass viele Menschen mit einem kapitalen „Achter" umherlaufen. Das ist weder gesund noch fühlt es sich so an. Damit ein Rad rund läuft, benötigen seine Speichen eine ausgeglichene Spannung, denn sie stehen alle miteinander in Verbindung. Dies gilt auch für die Themen unseres Buches: bewegen, ernähren, erholen, denken und kontrollieren. Wer sich wohl fühlen möchte, kommt an der Beachtung dieser Zusammenhänge und Wechselwirkungen nicht vorbei. In ihrer Darstellung sehen wir den Mehrwert unseres Buches.

Viele Patienten und Klienten haben uns ermutigt, unsere Betrachtungsweise und unser Behandlungskonzept einer breiteren Öffentlichkeit zugänglich zu machen. Hierfür möchten wir uns an dieser Stelle herzlich bedanken! Wir hoffen, dass auch Sie, liebe Leserinnen und Leser, von unseren Anregungen profitieren.

Um Ihnen einen einfachen Zugang zum Thema zu eröffnen, legen wir unser Projekt in zwei Teilen vor. Im **ersten Teil** von Sich wohl fühlen vermitteln wir zunächst einen Überblick, wie es zu den gesundheitlichen Problemsituationen kommt, von denen so viele Personen betroffen sind. Denn wer die Ursachen verstanden hat, der kann auch die richtigen Schlussfolgerungen für sich ziehen.

Im **zweiten Teil** von Sich wohl fühlen - **Praxisbuch** zeigen wir, wie Sie die Erkenntnisse des ersten Teils auf einfache und wirksame Weise im Alltag umsetzen können. Lernen Sie, sich richtig zu bewegen, sich richtig zu ernähren, sich richtig zu erholen, in Sachen Wohlbefinden richtig zu denken und dies alles richtig zu kontrollieren. Dann sind Sie gesundheitlich in jedem Fall auf der richtigen Spur.

Usingen, Mai 2014

Dr. med. Peter Kappes

Dr. phil. Stephen Wirth

Liebe Leserinnen und Leser | Wenn Sie tatsächlich zu den wenigen Menschen gehören, die uns frisch und entspannt von den Bildschirmen und Plakatwänden der Republik entgegen strahlen, ohne dass die Maskenbildnerin oder der Werbegrafiker dieser Wirkung ein wenig nachgeholfen hat, dann: Herzlichen Glückwunsch! Legen Sie unser Buch wieder weg. Sie brauchen es nicht. Noch nicht.

Allen Übrigen hingegen sagen wir ein freundliches Willkommen! Lassen Sie uns gemeinsam ein Thema betrachten, dem die weitaus Meisten erst dann genügend Beachtung schenken, wenn es sich mit schmerzlichem Nachdruck aufdrängt: die Gesundheit!

Da Menschen eine Menge aushalten, sind Signale einer kränkelnden oder bereits kranken Körper- oder Gemütsverfassung besonders ernst zu nehmen. Diejenigen, die diese Signale ignorieren, leben im wahrsten Sinne des Wortes lebensgefährlich.

Nun ist es ja nicht so, dass es uns an Anleitungen zum Gesundwerden fehlt. Die Sache verhält sich vielmehr umgekehrt: Wir werden von der Flut wohlmeinender oder interessegeleiteter Gesundheitsratgeber buchstäblich überrollt. Tagtäglich stürzen die neuesten Diäten, wissenschaftliche und weniger wissenschaftliche Untersuchungen, Artikel und Traktate, Kuren, Rezepte, Pillen, Cremes, Wunderwässerchen, Anpreisungen und Warnungen, Hilfsmittel und Hausmittel sowie alle Arten echter oder selbsternannter Experten mit ihren Botschaften auf uns ein und erreichen schließlich nur eines: unsere völlige Desorientierung. Das Geschäft mit der Krankheit blüht und es werden viele Milliarden Euro damit verdient. (Bundesgesundheitsbericht 2012)

Wer - wenn nicht wir selbst - soll eigentlich ernsthaft Interesse daran haben, dass wir gesund werden, wenn sich doch an unseren Krankheiten so wunderbar verdienen lässt? Eugen Roth karikiert die Situation schließlich nicht zu Unrecht mit den Versen:

„Was bringt den Doktor um sein Brot?
a) die Gesundheit b) der Tod.
Drum hält der Arzt, auf dass er lebe,
Uns zwischen beiden in der Schwebe."

Frei nach dem Motto „Was dem Arzt recht ist, ist der Pharmaindustrie allemal billig" werden daher viele Krankheitsbilder nicht an den Ursachen bekämpft, sondern es wird mit teuren Medikamenten nur an den Symptomen herumlaboriert: Anstatt das Herz-Kreislauf-System zu trainieren, werden blutdrucksenkende Medikamente verordnet; anstatt Ernährungsfehler zu korrigieren, wird Übergewicht mit ebenso teuren wie längerfristig wirkungslosen Diäten traktiert; anstatt die Muskeln zu kräftigen, ruinieren wir mit Schmerzmitteln und Antirheumatika neben unseren Gelenken den Magen und die Nieren gleich noch mit. Die Beispiele ließen sich mühelos mehren.

Nun wollen wir das Kind nicht mit dem Bade ausschütten. Es ist ja unbestreitbar, dass sich diese versorgende Medizin große Verdienste erworben hat. Auf sie zu verzichten, wäre mehr als fahrlässig. Eine moderne Gesellschaft kann es sich nicht leisten, mit naiven „Zurück zur Natur!"-Parolen auf notwendige medizinische Versorgungsleistungen zu verzichten. Die Betonung liegt aber auf *notwendig*!

Die Anzahl und Wachstumsraten unserer sogenannten Zivilisationskrankheiten haben in den letzten Jahrzehnten enorm zugenommen - Krankheitsbilder, wohlgemerkt, die wir in erheblichem Maße selbst verursachen. Viele dieser Wohlstandskrankheiten betreffen nicht nur ältere Menschen, sondern formieren sich neuerdings bereits unter Jugendlichen und sogar Kindern. Dies lässt sich durch die Jahresberichte der Krankenversicherer oder die Berichte des Bundesministeriums für Gesundheit unschwer belegen. (DEGS-Studie, RKI 2012)

Wir wollen Sie jedoch nicht mit ellenlangen Krankheitsstatistiken verschrecken - wenngleich wir einige markante Beispiele an entsprechenden Stellen unseres Buches anführen.

Aber wenn die versorgende Medizin diese Entwicklung nicht aufhält, dann liegt es doch auf der Hand zu fragen: Wie sähe denn eine vorsorgende Lebensführung aus, die dies vermag? Möglichst lange, mit wenig oder gar ganz ohne medizinische Behandlung auskommen - genau diesen Ansatz möchten wir gemeinsam mit Ihnen, liebe Leserinnen und Leser, verfolgen. Daher lautet unsere Devise:

Vorsorgen, nicht versorgen!

Infolge unserer langjährigen Erfahrungen sind wir sicher, dass es nicht die eine Tür zu Gesundheit und Wohlbefinden gibt. Um sich wohl zu fühlen und dauerhaft gesund zu bleiben, bedarf es einer Balance zwischen diesen Schlüsselthemen:

bewegen
ernähren
erholen
denken
kontrollieren

Genauer gesagt, geht es darum, dass wir all dies auch richtig tun. Viele bewegen sich falsch, zu wenig oder gleich gar nicht, sie ernähren sich falsch, erholen sich ungenügend, denken an ihrem Wohlbefinden vorbei, orientieren sich an den falschen Maßstäben und verwenden falsche Messinstrumente und -methoden zur Kontrolle ihres Gesundheitszustandes.

Wir möchten Ihnen zeigen, dass Sie die wichtigsten Schlüssel zu Ihrer Gesundheit und Ihrem Wohlbefinden selbst in der Hand halten. Vielleicht mitunter, ohne es zu wissen.

Wir konzentrieren uns dabei auf das Wesentliche, das wir Ihnen möglichst einfach und verständlich nahebringen möchten. Denn ob wir Laien sind oder Experten, die Erfahrung lehrt: Nur das, was wir verstehen und worin wir für uns einen Sinn sehen, setzen wir auch in die Tat um.

Aber wenn Sie nun meinen, dass die praktische Umsetzung mit typisch deutscher Pflichterfüllung gleichzusetzen ist, der man pedantisch und mit mürrischer Miene nachzukommen hat, dann können wir Sie beruhigen: Die Umsetzung macht Freude! Und zwar nicht nur durch die messbaren Erfolge, sondern weil sie einfach gut tut. Sie werden sich besser fühlen.

**Nur das, was wir verstehen,
setzen wir auch in die Tat um.**

Dass wir in der Darstellungsform einen etwas lockeren Ton gewählt haben, ist Absicht. Den Fakten tut dies keinen Abbruch. Ein Schmunzeln an der einen oder anderen Stelle ist bereits ein Schritt in die richtige Richtung - Humor ist ein Stück Lebenskraft!

Sollten Sie sich zur praktischen Umsetzung Ihrer gewonnenen Erkenntnisse entschließen, dann hilft Ihnen das **Praxisbuch** zu **Sich wohl fühlen** weiter. Hier finden Sie Trainings- und Bewegungspläne, Ernährungsempfehlungen, Erholungs- und Stressbewältigungsstrategien, Denk- und Wahrnehmungsübungen sowie Selbstkontrollsysteme - dies alles auf einander abgestimmt, einfach zu handhaben und überall anwendbar!

I. Schlüsselthemen der Gesundheit

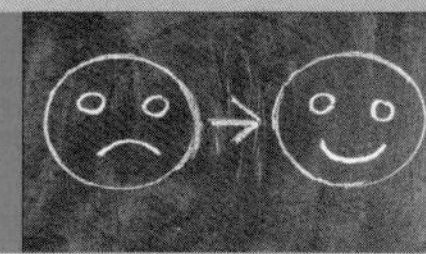

I. Schlüsselthemen der Gesundheit

Um grundlegende Dinge zu verstehen, ist mitunter ein wenig Abstand vonnöten. Lassen Sie uns also einmal gemeinsam zurücktreten und einige Besonderheiten betrachten, die uns zu denen machen, die wir heute sind. Was hat sich im Verlaufe der Menschheitsgeschichte geändert? Was ist gleich geblieben? Welche Entwicklungen haben unser Handeln und Denken grundlegend beeinflusst oder beeinflussen es noch immer?

Um dies herauszufinden, unternehmen wir eine kleine Zeitreise. Die fiktiven Sprecher befinden sich in Situationen, die für ihre damalige Zeit typisch waren. Da wir die Sprechweise unserer Vorväter mangels schriftlicher und akustischer Belege nicht kennen, haben wir uns die Freiheit genommen, die kurzen Momentaufnahmen in einen heute verständlichen Sprachgebrauch zu übertragen. In Bezug auf ihre konkreten Lebenssituationen haben wir uns an historische Studien gehalten:

Zu Beginn: Eine kleine Zeitreise...

Vor 150.000 Jahren - Sammler und Jäger | Das Steppengras steht hoch. Immerhin können wir noch drüber schauen. Geier sehen deutlich weiter und schärfer. Und Hyänen können besser riechen. Dummerweise können sich Löwen besser an uns heranschleichen. Unser Magen knurrt. Seit drei Tagen haben wir nur ein paar Samen, Käferlarven und verdorrte Früchte gegessen. Unsere Rippen stechen unter der Haut hervor. Höchste Zeit für etwas Fleisch oder Fisch. Tage und Wochen ist unser kleiner Trupp den großen Herden hinterher gewandert. Dem Rand des Gebirges entgegen. In der Hoffnung auf Regen und etwas Essbares.

„Haltet die Speere nach außen und bildet beim Gehen einen Ring. Schaut euch öfter mal um. Da vorn an der Baumgruppe scheint ein großer Haufen Elefantendung zu liegen. Passt auf, dass wir diesem übel gelaunten Einzelgänger von gestern nicht wieder über den Weg laufen. Da haben wir gerade noch mal Glück gehabt, dass er die Kuh gewittert hat. Mein Gott, welche Stoßzähne. Stopp! Seht ihr nicht die Spur im Sand da? Eine Schlange - achtet darauf, wo ihr die Füße hinsetzt, sie könnte noch da sein. Wir gehen lieber hier entlang, da ist das Gelände etwas offener. Aber langsam und vorsichtig! Duckt euch am besten!“

Das verletzte Zebra vor einer Woche hat uns gerade noch mal vor dem Verhungern bewahrt. Trotzdem hat es Kraft genug gekostet, es müde zu hetzen. So ein Tier hat einfach viel mehr Kraft als wir. Auch zwei oder drei Speere können es nicht immer gleich umbringen. Wenigstens konnten wir eine Keule retten, bevor die Löwen kamen. Dass ausgerechnet einer unserer erfahrensten Jäger und schnellsten Läufer dem Löwenmann in die Quere gekommen ist, hat er mit dem Leben bezahlt. Kein schöner Anblick. Wenigstens ging’s rasch. Er konnte noch nicht mal mehr schreien. Nun fehlt er uns beim Treiben und Hetzen. Es ist zum Verrücktwerden. Schade auch, dass wir so viel Fleisch den Löwen und Hyänen lassen mussten. An der Keule haben wir noch einen oder zwei Tage zu essen. Aber satt ist man auch nicht allzu lange, wenn man den ganzen Tag läuft.

Ich weiß nicht, wie das noch weiter gehen soll. Die Jungs sind einfach noch nicht soweit auf alles zu achten, was zum Überleben notwendig ist. Und die Frauen sind viel zu beschäftigt mit den Kleinen, um auch noch auf alles andere aufpassen zu können. Ich werde langsam müde, ganz anders als früher. Da konnte ich 10 Stunden am Tag laufen, ohne Probleme. Heute ist heute. Immer weiter dem blauen Dunst entgegen, in dem die Bergkämme schwimmen. Wie die Luft flimmert. Nachts wäre es leichter voranzukommen. Aber da jagen die Löwen und wir müssen Schutz suchen. Zum Glück gibt es genug Dornen und Löcher hier. Staub und Hitze. Aber es nutzt ja nichts. Wer stehenbleibt, stirbt. Wasser gibt es zu dieser Jahreszeit nur im Gebirge. Und ausreichend Nahrung nur dort, wo Wasser ist. Also lauft, lauft...!

Vor 15.000 Jahren - Sesshaftigkeit | „Wir müssen die Tiere noch füttern, geht Grün vom Hang oben holen! Ich bessere derweil den Pferch aus, wir brauchen mehr Schutz. Uns fehlt noch Holz. Ihr sammelt große Äste, ich schlage noch ein paar kleinere Bäume. Die Kinder pflücken Samen. Ist die Erde aufgegraben? Ist genug Wasser da? Zieht die Rinne zum Bach tiefer! Ein paar von Euch müssen die Vögel vom Acker verscheuchen. Und passt auf, wenn sich ein Raubtier unseren Schafen und Ziegen nähert. Schlagt Alarm und unterhaltet ein Feuer, damit ihr Raubzeug verscheuchen könnt. Die Frauen sollen noch Tongefäße herstellen. Wir brauchen Vorrat für die Ernte, für Wasser und die Glut."

Heute Abend essen wir die Ziege, die sich das Bein gebrochen hat. Endlich mal wieder Fleisch. Hm, unsere Anzahl wächst beständig. Wie soll das noch weitergehen? Wie sollen wir alle satt bekommen? Die letzte Ernte ist fast verdorrt. In diesem Jahr Dauerregen. Wie mager die Kinder sind. Viele sterben, bevor sie nur ein Jahr alt sind.

Mein Versuch, mit der Astgabel den Boden aufzureißen, war nicht schlecht. Der Boden war zwar zu hart und das Holz zu weich. Könnte aber gehen mit härterem Holz. Einen Tagesmarsch von hier stehen Eisenbäume. Verdammt hartes Zeug. Einen langen, dicken Ast mit einer Gabelung abhacken, die Rinde schälen, den Ast ins Wasser legen und mit Schnüren zurechtbiegen, dann gut trocknen. Ist zwar viel Arbeit, aber das könnte was werden. Wenn wir Schnüre dran binden, können die anderen ziehen helfen. Einer stellt sich mit einem Fuß hinten drauf und drückt die Astgabel in den Boden. Das Saatgut kommt so tiefer in den Boden und trocknet nicht so schnell aus. Der Wind kann es auch nicht so rasch wegwehen. Den Versuch ist es wert. Auch wenn der Weg nicht ungefährlich ist. Hoffentlich passen die anderen gut auf, wenn ich weg bin.

Vor 1.500 Jahren - Völkerwanderung | Ostgoten, Westgoten, Römer, Byzantiner, Langobarden, Wandalen - wer kennt sich da noch aus. Da renne ich mit dem Heer nun schon im sechsten Jahr von Nord nach Süd, von West nach Ost, immer im Krieg, immer in Hast, immer in Angst. Mit liebevollen

Begleitern: Sonne und Regen, Hitze und Kälte, Hunger und Durst, Wanzen und Flöhen und Zecken und stinkenden, übel gelaunten Genossen.

Immer Einheitsfraß. Brei, bah! Hält zwar am Leben, aber schmeckt elend. Wenn kein Bach oder Fluss in der Nähe ist, dann gibt's nur brackiges Wasser aus alten Schläuchen. Und die Herren Offiziere wundern sich dann über den Krankenstand. Tja, mit Wein, Obst und Zwiebeln kann man das besser überleben. Noch dazu, wenn man reiten darf. Ich frag' mich manchmal, ob die noch wissen wie man seine Füße benutzt. Außer um das Fußvolk damit zu treten. Wo hatte ich nur meinen Kopf, als die uns damals zum Dienst ausgehoben haben. Zwei, drei Wochen in den Wäldern versteckt und niemand hätte gemerkt, dass es mich gibt. Mein Vetter hat mich noch gewarnt. Und ich habe mich von den schönen Versprechungen reinlegen lassen, tss. Und was kann ich jetzt? Nichts. Habe nur Krieg gelernt. Und marschieren. Immerhin gibt es mich noch. Noch 4 Jahre. Dann ist der Wahnsinn für mich vorbei. Dann suche ich mir eine Frau und lasse mich irgendwo nieder, wo das Wetter gut ist, züchte ein paar Rinder und Schafe und lege mir einen Weinberg an. Ich muss aufpassen, dass ich in den nächsten Gefechten nicht verletzt werde. Ohne Hände oder Beine wird es nichts mit dem Hof. Und auch nicht mit der Frau.

Vor 150 Jahren - industrielle Revolution | Tolle Erfindung, diese Webmaschine. Frisst Wolle wie nix. Und Menschen. Rund um die Uhr. Drei Schichten Arbeit. Kaum Lohn. Laut ohne Ende. Schreiende Vorarbeiter. Weinende Kinder. Die Kinder werden immer dünner. Der Chef immer dicker. Pafft Zigarren, während die Kleinen frieren und sich die Seele aus dem Leib husten. Revolution nennen sie das! Wenn die Maschinen wichtiger werden als die Menschen. Ein Gewinn für die Gesellschaft soll das sein. Profit für ein paar Wenige ganz sicher. Der große Rest ist lediglich Futter für die. Schaut Euch nur die Paläste an, die sie für sich bauen. Licht und Wärme. Zu essen satt, Ströme zu trinken. In unseren stinkigen Mieträumchen Dunkelheit, Durchzug, Kälte und Hunger. Die Zähne fallen uns aus. Kaum jemand wird 40. Und da sagen die, wir wären aus dem Mittelalter raus. Wenigstens haben wir es geschafft, in der kleinen Siedlung außerhalb der Tore unterzukommen.

Weniger Gestank, Dreck und Ratten. Die Kinder in der Stadt husten noch mehr. Manche sogar Blut. Die machen es dann nicht mehr lange. Ziemlich qualvoll, wenn sie ersticken. Die armen Würmer. Aber mein Weg zur Arbeit hat sich verdoppelt. Am besten gewöhne ich mir das Schlafen ganz ab. Dann bleibt zwischen den 16 Stunden-Schichten wenigstens noch etwas Zeit für die Familie. Wie abgerackert meine Frau aussieht. Vielleicht ganz gut, dass wir keinen Spiegel haben. Wenn ich so meine Hände betrachte, schwant mir für den Rest nichts Gutes. Und so geht das nun, bis ich ins Gras beiße. Keine Aussicht, hier wegzukommen. Nichts bleibt von dem schmalen Lohn über, um weglaufen zu können. Und selbst wenn, wüsste ich nicht wohin.

Seit 15 Jahren - Informationszeitalter | Tolle Erfindung, diese World-Wide-Web-Maschinerie, frisst Terabytes wie nix. Und Menschen. Die Welt ist vernetzt. Zumindest die elektronische. Und wir mitten drin. Bürger zweier Welten. Der Welt da draußen. Und der digitalen Welt um uns herum. Ein regelrechtes Paralleluniversum hat sich da aufgebaut. Kenne eine Menge Leute, die mehr Zeit im Web als an der frischen Luft verbringen. Und die die Netz-Welt für die wirkliche halten. Wenn aus Versehen Tageslicht auf die fällt, zerstieben sie wie die Zombies, mit denen sie ständig spielen.

Vor allem die Jüngeren. Sehen auch so aus. Schnaufen schon, wenn sie die Treppe hochgehen. Allesamt zu dick. Beweglich sind bei denen nur noch die Finger vom Bearbeiten von Tastatur, Spielkonsole, Maus und Smartphone. Ihre Zimmer? Gemütliche Spielhöllen, ausstaffiert mit Pizzakartons, Burger-Einwickelpapier und leeren Cola-Plastikflaschen. Die spielen mit Mutanten und merken gar nicht, dass sie selbst mutieren. Halten Gesichtsbuch, Zwitscher und wie das alles heißt für soziale Errungenschaften. Weil jeder über jeden alles rauströten kann, was er sich von Angesicht zu Angesicht nicht traut. Unfassbar, dass die Leute solche Exhibitionisten sind. Und unfassbar, dass man teuren Strom dafür herstellt und bezahlt, damit einem irgendein Hohlkopf brandheiß erklären kann, dass Heidi K. wieder mal solo ist (wie lange wohl und was interessiert das mich?). Ja, die freuen sich drüber, dass ihnen dieser Bestelldienst, der wie der große Fluss heißt, interessante Angebote unterbreitet. Weil ihre eigenen Nutzungsprofile ausgewertet werden! Die reden quasi über einen Dritten mit sich selbst! Und in der Zwischenzeit wird der Einzelhandel platt gemacht. Die Verödung der Innenstädte wird dann beklagt. Andererseits braucht man bald auch keine Innenstädte mehr, wenn die jüngere Generation nur noch vor dem PC hockt. Na, wie wär's mit noch ein paar neuen Ideen zur vollkommenen Privatisierung des öffentlichen Lebens: Der online Sportverein - unbewegliche PC-Jünger mimen per Cyber-Handschuh sportliche Bewegung!? Oder: Das virtuelle Rathaus - niemand muss mehr rausgehen, sondern die Stadt kommt heim zu uns?! Oder die virtuelle Kneipe - gemeinsamer Umtrunk per Bewegtbild-Ferntelefonie?! Wie: Gibt's schon? Uff. Und alles wird von den wenigen Anbietern aufgezeichnet, ausgewertet, verwertet?

Du meine Güte: Was die Geheimdienste durch Spitzelei früher nicht geschafft haben, trompeten die Leute heute freiwillig von sich aus in die weite Welt. George Orwell würde sich im Grab herumdrehen. Netzegozentriker mit dem PC als Lebensmittelpunkt. Von freien Menschen zu gläsernen Konsumenten. Man sollte ihnen den Stecker aus den Geräten ziehen. Aber hinterher soll sich gefälligst niemand beschweren. Wenn die Kinder nicht mehr wissen, wie eine Blume riecht (nein: Riechfernsehen gibt es nicht. Noch nicht!) oder wie ein Baum rauscht. Geschweige, dass sie es noch schaffen würden auf einen raufzuklettern.

A. Bewegen

Zugegeben - wir haben ein wenig überzeichnet. Eines dürfte bei unseren fiktiven Selbstgesprächen aus den verschiedenen Epochen der Menschheitsgeschichte aber klar geworden sein: Bei allen Unterschieden fällt eine Gemeinsamkeit auf. Nein, nicht der sozialkritische Unterton, wir schreiben ja kein politisches Manifest, wenngleich viele Missstände auf der Hand liegen. Uns geht es um etwas Einfacheres: Alle diese Personen bewegen sich ziemlich viel (bis auf die www-Jünger in neuerer Zeit), wenn auch aus ganz unterschiedlichen Gründen. Wer sich nicht viel bewegte und körperlich hart arbeitete, um sich die lebensnotwendige Nahrung, einen Unterschlupf und die dringend benötigten Gebrauchsgegenstände zu beschaffen, hatte verloren. Diese Notwendigkeit besteht für uns moderne Menschen nicht mehr, zumindest nicht in der westlichen Welt.

Wie die Beispiele zeigen, war bis vor wenigen Jahrzehnten Bewegungsmangel und Überernährung für den größten Teil der Bevölkerung kein Thema. Wenn überhaupt, dann litten die Menschen eher an Ernährungsmangel bei zu viel Bewegung. Natürlich hatte diese Mangelernährung gravierende Folgen, wie zum Beispiel eine frühe Sterblichkeit durch Anfälligkeit für Infektionskrankheiten, frühen Zahnausfall und dergleichen mehr. Allerdings traten zu diesen Zeiten all jene Zivilisationskrankheiten nicht auf, die heute unsere Lebensqualität und unser Gesundheitsbudget so empfindlich beeinträchtigen: keine Herz-Kreislauferkrankungen, kein Bluthochdruck, kein Diabetes. Diese sind durchweg Folgen unserer irregeleiteten „modernen“ Lebenshaltung.

War früher der Mangel unser Feind, so ist es heute der Überfluss. Denn es gilt noch immer: Wer seinen Körper nicht ausreichend bewegt, der setzt seine Gesundheit aufs Spiel. Heute ist alles Lebensnotwendige ständig ohne Mühe verfügbar. Die Notwendigkeit von Bewegung ist kaum noch gegeben. Dafür werden wir in Form von Krankheiten zur Rechenschaft gezogen.

Früher war der Mangel unser Feind.
Heute ist es der Überfluss.

Wer vielleicht der Auffassung ist, dass wir hier übertreiben oder dass solche Zeiten eben unwiederbringlich verloren sind, dem möchten wir folgendes Beispiel entgegenhalten:

In den USA lebt die strenggläubige protestantische Religionsgemeinschaft der Amishe aufgrund ihrer Glaubensgrundsätze ein Leben weitgehend wie in vorindustrieller Zeit. Wenn irgend möglich verzichten sie auf Maschinen, bauen ihre Nahrung selbst an, fertigen ihre Kleider, fahren mit dem Pferdegespann oder pflügen mit Ochsen oder Pferden ihre Felder. Ihre Nahrung ist naturbelassen und einfach bei einer körperlich stark fordernden Lebensweise. Durch den Verzicht auf praktisch alle sogenannten Errungenschaften unseres modernen Lebens ist bei den Amishen der Tagesablauf deutlich langsamer getaktet. Zeitfresser wie TV, PC oder Smartphones lehnen sie ab. Der Familien- und Gruppenverband ist auf unverbrüchliche Solidarität gegründet.

Diese Lebensweise führt dazu, dass unsere modernen Krankheiten, wie Diabetes oder Herzinfarkte, unter den Amishen praktisch nicht vorkommen. Verschwiegen sei allerdings nicht, dass die starke Abschottung gegen alles moderne Leben eine Verarmung des Gen-Pools der Amishe mit sich gebracht hat. Dadurch, dass sehr viele entfernt Verwandte einander heiraten, kommt es bei Säuglingen vermehrt zum Ausbruch von Gendefekten. Allerdings sind diese letztlich religiös bedingten Umstände für uns hier ohne Belang, da es uns ausschließlich um den Zusammenhang zwischen Bewegung, Ernährung und Lebensweise geht. In dieser Hinsicht steht fest: Amishe leben länger und bleiben dabei auch länger gesund und leistungsfähig.[1]

Selbstverständlich möchten wir mit unserem Vergleich nicht im Vorgestern schwelgen. Natürlich geht es uns heute sehr viel besser. Zumindest in der westlichen Welt, in der Maschinen aus dem Alltags- und Arbeitsleben nicht mehr wegzudenken sind und in der ein riesiges Angebot an Nahrungs- und Genussmitteln beständig zur Verfügung steht.

[1] Vgl. www.welt.de (09.10.2009)

Doch wer darf sicher von sich behaupten, dass er wirklich weiß, was und wie viel davon gut für uns ist? Für die große Mehrheit dürfte gelten, dass sie das Gefühl für die eigene Gesundheit verloren hat. Unsere Instinkte sind beschädigt - von Werbung unterlaufen, durch Vorspiegelung falscher Tatsachen geblendet, durch überzogene Versprechungen übertölpelt. Im Resultat wenden sie sich gegen uns.

Eine Überforderung unseres Verdauungssystems bei einer Unterforderung unseres Bewegungsapparats hat sich breit gemacht. Und dies, obwohl Bewegung - wie unsere kleine Zeitreise erwiesen hat - das entscheidende Moment unserer biologischen Entwicklung gewesen ist.

Wir sind als Lebewesen zum Bewegen bestimmt. Und zwar nur dann zum Kühlschrank, wenn der in einigen Kilometern Entfernung stünde. Wo er aber leider nicht steht. Und zudem auch noch zu viele für unsere Lebensweise eher schädliche Kalorien enthält. Deshalb läuft das gesundheitlich notwendige Gleichgewicht von Kalorienaufnahme zu Kalorienverbrauch immer mehr aus dem Ruder. Von Mangelerscheinungen durch einseitige und denaturierte Kost einmal ganz abgesehen - und dies, wie gesagt, mitten im Überfluss!

Tatsache ist: Weil wir zunehmend runder werden, läuft es immer weniger rund mit unserer Gesundheit. Sie leidet an immer mehr Stellen. Vorzugsweise zugleich.

**Unser Verdauungssystem ist überfordert,
unser Bewegungsapparat ist unterfordert.**

Wie britische Forscher berichten, nahmen die Menschen im Mittelalter pro Tag ca. 3.500 bis 4.000 Kalorien auf, die sie während der langen, körperlich stark fordernden Arbeitstage von 12 Stunden und mehr praktisch vollkommen verbrannten. (Henderson, 2007)

Demgegenüber lag die Kalorienaufnahme im Jahr 2009 gleichfalls bei rund 3500 Kalorien am Tag - Tendenz steigend! In vielen Berufen wird die Arbeit am Schreibtisch erledigt. Daher wird sehr viel weniger muskuläre Arbeit geleistet und es werden entsprechend weniger Kalorien verbrannt. Im Ergebnis wird die Bevölkerung immer dickleibiger. (FAO, 2009)

Doch keine Bange: Jetzt folgt kein Ratgeber „In fünf Wochen zum Marathon“ mit Hightech-Turnschuh- und satellitengestütztem Blutdruck- und Pulsmessgeräte-Verkauf! Wir wählen einen anderen Ansatz. Nicht zuletzt deswegen, weil auch wir langsam in das Alter kommen, in dem ein wärmender Ofen den Gelenken wohler tut als überzogene Leibesübungen.

Wir möchten die Änderung unseres Bewegungsverhaltens einfach in den Alltag integrieren. Dies erfordert etwas Aufmerksamkeit und Wissen, bei welchen Gelegenheiten dies möglich ist, ohne unsere Gewohnheiten radikal zu verändern.

In Bezug auf die Regulation unseres Körpergewichts geht es vorwiegend darum, den sogenannten Leistungsumsatz an Kalorien zu erhöhen. Der Leistungsumsatz ist der Anteil an unserem Kalorienverbrauch, der über den sogenannten Grundumsatz hinausgeht und der von Ihren körperlichen Tätigkeiten abhängt. Der Grundumsatz hingegen bezieht sich auf den Kalorienverbrauch, der alle notwendigen Körperprozesse im Ruhezustand in Gang hält, also unabhängig von zusätzlicher Arbeit zu sehen ist.[2]

Wenn Sie nun zur Steigerung ihres Kalorienverbrauchs beispielsweise vorhaben sollten, mit dem Rennrad eine klassische Tour-de-France-Etappe nachzufahren, dann vergegenwärtigen Sie sich bitte die „kulinarischen“ Folgen! Ihr täglicher Speiseplan müsste dann rund 7000 Kalorien enthalten. Und bitte glauben Sie uns: Solche Zumutungen an den Verdauungstrakt machen keine Freude! Insgesamt muss der Körper eines Tour de France-Recken 7-10 Kilogramm feste und flüssige Nahrung pro Tag verarbeiten. Rascher kann man sich die Freude am Essen und Trinken vermutlich nicht abgewöhnen. Wer also mag, kann diesen Weg zur Steigerung seines Kalorienverbrauchs gerne einschlagen, aber bitte geben Sie nicht uns die Schuld an den Folgen Ihres Treibens.

[2] Vgl. Energiebedarfsrechner der Universität Stuttgart Hohenheim: //www.uni-hohenheim.de/wwwin140/info/interaktives/energiebed.htm

Solche sportlichen Exzesse erfüllen zwar unsere Forderung nach mehr Bewegung, aber nicht die nach der richtigen. Und gesund sind sie allemal nicht. Denn jedes Übermaß kann Gefahren eigener Art bergen: etwa durch einseitige Belastungen hervorgerufene Fehlhaltungen oder Bindegewebsschädigungen wie eine schmerzhafte Achillessehnen- oder Knochenhautreizung.

Würden wir Sie zur Bergwerksarbeit mit Vorschlaghammer, Pickel, Schaufel und Schubkarren verdonnern, würde Ihr Leistungsumsatz zwar sehr rasch bedeutend steigen, aber Sie wären in kürzester Zeit gesundheitlich ruiniert. Ebenso ist auf den ersten Blick klar, dass Joggen einer übergewichtigen Person schadet. Ihre Muskulatur ist zu unterentwickelt, um den Belastungen standzuhalten. Also erleiden ihre Gelenke, Füße und Wirbelsäule Schäden. Für eine normalgewichtige Person, die etwa an Bluthochdruck leidet, kann Joggen hingegen ein Mittel der Wahl sein. Aber nur mit einer korrekten Lauftechnik. Vielleicht ist es daher vernünftiger, „Nordic Walking" zu praktizieren - eine ebenso sanfte wie effektive Form der Bewegung, bei der Gehstöcke zum Einsatz kommen.

Es ist im Übrigen nicht so, dass nur Erwachsene gesundheitlich betroffen wären. Zunehmend machen sich unsere Zivilisationskrankheiten auch unter Kindern breit. Dies sollte Anlass zur Besorgnis und zum Gegensteuern sein. Denn wenn wir den derzeitigen Trend hochrechnen, dann werden die nachfolgenden Generationen weder so alt werden noch so lange gesund sein wie ihre Vorfahren. Eine halbwegs nachdenkliche Gesellschaft sollte diese Umstände weder unter ethischen noch unter sozialen noch unter wirtschaftlichen Gesichtspunkten ignorieren.

Künftige Generationen laufen Gefahr, das Lebensalter ihrer Eltern nicht mehr zu erreichen.

Führen Sie sich einmal folgendes Zitat mit Muße zu Gemüt - bitte lesen Sie es drei- oder viermal! „Der Gesundheitszustand der Jugend ist katastrophal. Der Grund liegt zum einen in der Einseitigkeit der schulischen Erziehung, die nur sitzend erfolgt und nur auf geistige Inhalte ausgerichtet ist, zum anderen in den veränderten Lebensverhältnissen."

Die Sätze sind einem Vortrag des Karlsruher Sportwissenschaftlers Klaus Bös zum Thema Kinderfitness vor dem Baden Württembergischen Landtag im Jahr 2005 entnommen. Allerdings zitiert Klaus Bös diese Sätze auch seinerseits! Sie stammen nämlich aus dem Jahre 1836 von Ignaz Lorinser, einem Regierungs-Medizinalrat, der über das Thema „Zum Schutze der Gesundheit in den Schulen" referiert hat. (Bös, 2009)

Durch seine eigenen empirischen, repräsentativen Untersuchungen unterstreicht Bös, dass aus der „Bewegungswelt unserer Kinder eine Sitzwelt" geworden ist. Die sportliche Leistungsfähigkeit von 10-Jährigen ist im Untersuchungszeitraum von 20 Jahren (1976-1996) um rund 10 Prozent zurückgegangen - Tendenz steigend. Bei den Reihenuntersuchungen im Jahr 2002 „klagte bereits jedes 2. Kind über gesundheitliche Beschwerden". Deren Symptome weisen erschreckend klar in Richtung der in unserem Buch angeführten Krankheitsbilder.

Alle Übel der Bewegungsarmut und ihre Folgen sind somit schon lange bekannt. Leider wurde viel zu wenig dagegen unternommen. Die Bewegungskompetenzen von Kindern und Jugendlichen nehmen nach wie vor in gleichem Maße ab, wie sie an Gewicht und gesundheitlichen Störungen zulegen.

In Deutschland haben gemäß der Studie „Kinder und Jugend Gesundheitssurvey" (2003-2009) des Robert-Koch-Instituts bereits 15 Prozent der Kinder und Jugendlichen zwischen 3 und 17 Jahren Übergewicht. (KIGGS-Studie, RKI)

In absoluten Zahlen sind also hierzulande 1,9 Millionen Kinder und Jugendliche zu schwer. Die Vergleichswerte zum vorigen Untersuchungszeitraum von 1985 bis 1999 weisen einen Anstieg um 50 Prozent aus. Rund 800.000 der 1,9 Millionen Mädchen und Jungen sind sogar krankhaft übergewichtig oder fettleibig (adipös). Der Anteil fettleibiger Kinder und Jugendlicher hat sich im Vergleich zu den Referenzwerten von 1985-1999 verdoppelt.

Der Anteil der übergewichtigen Kinder steigt mit dem Alter: Während 9 Prozent der 3- bis 6-Jährigen zu viel Gewicht haben, sind es bei den 7- bis 10-Jährigen bereits 15 Prozent, und bei den 14- bis 17-Jährigen schließlich 17 Prozent.

Diese bedenklichen Tendenzen gelten nicht allein für Kinder und Jugendliche. Auch zwei Drittel der Männer (67 %) sowie die Hälfte der Frauen (53 %) in Deutschland sind übergewichtig. Ein Viertel der Erwachsenen (23 % der Männer und 24 % der Frauen) sind sogar stark übergewichtig (adipös).

Übergewicht und Adipositas sind Mitursache für viele Beschwerden und provozieren die Entwicklung chronischer Krankheiten. Aufgrund der steigenden Anzahl an Übergewichtigen und den damit verbundenen Folgeerkrankungen entstehen beträchtliche finanzielle Kosten für das Gesundheits- und Sozialsystem sowie sozial unerwünschte Nebenerscheinungen. (RKI, KIGGS-Studie, Übergewicht-Adipositas)

In unseren Fallbeispielen (Kapitel 2) werden wir einige typische Krankheitsbilder aufarbeiten, die vor allem Folge von Bewegungsmangel und Fehlernährung sind.

Einen bedeutsamen Aspekt sollten wir aber nicht aus den Augen verlieren: Es wäre viel zu kurz gedacht, das Thema Bewegung nur unter dem Aspekt des Kalorienverbrauchs zu sehen. Bewegung ist weit mehr. Ein Mensch, der sich ausreichend bewegt, muss niemanden bitten, ihm die unter das Sofa gerollte Mandarine heraus zu angeln, sondern ist selbst dazu in der Lage. Er kann mehrere Stockwerke per Treppe bewältigen, ohne dass oben sein Puls rast und er schweißnass nach der nächsten Dusche sucht. Sehr nützlich, wenn mal der Fahrstuhl ausfällt. Er verspürt weniger Schmerzen in den Gelenken, wenn Beweglichkeit und Muskelkraft gesteigert werden. Anders gesagt: Er lebt ein paar Jahre länger und fühlt sich dabei auch noch besser. Dies sollte als Begründung doch mehr als genügen, um sich für das Thema zu interessieren.

**Körperliches Training
schützt vor Hilfsbedürftigkeit im Alter.**

Im Übrigen macht Bewegung einfach Freude! O. k. - es ist für die meisten von uns vermutlich schon ein paar Jahre her, dass wir einfach aus Spaß an der Freud' mit dem Springseil auf der Straße umhergehüpft sind, Gummitwist oder stundenlang Völkerball mit Freunden gespielt haben. Oder auf Bäume geklettert sind und was der Beispiele mehr sind - aber bitte: Das ist echte Lebensqualität! Abends glücklich, hungrig und müde. Gut gegessen, gut geschlafen, morgens raus aus den Federn und auf ein Neues! Hach, das Leben ist schön! Ähem: war schön. Früher einmal. Sehr viel früher... - wie war das damals noch?

Wäre es nicht an der Zeit, etwas von dieser früheren Unbeschwertheit und Bewegungsfreude wieder zu gewinnen? Vielleicht werden sich ein paar knacksende Gelenkgeräusche einmischen. Na und? Wir müssen es ja nicht übertreiben.

Noch immer nicht so recht überzeugt? Dann lassen Sie uns noch einige zusätzlich erwiesene Fakten rund um das Thema Bewegung betrachten. Viele von uns interessieren sich ja für Sport. Wenigstens im Fernsehen und beim Zeitunglesen. Betrachten wir also kurz, was sportliche Bewegung für unsere Gesundheit leisten kann. Wohlgemerkt: Wir sprechen hier vom Breitensport und keineswegs dem risikobehafteten Leistungs- oder gar Hochleistungssport!

Schon ein moderates Ausdauertraining verbessert die Stressverarbeitung entscheidend und baut überschüssige Stresshormone ab. Und nein, hier ist nicht die Ausdauer beim Fernsehgucken gemeint. Wir meinen zügiges Spazierengehen, Nordic Walking, Joggen, Schwimmen oder Radfahren.

Ausdauertraining senkt den Blutdruck und begünstigt zudem eine Gewichtsnormalisierung. Der Blutdruck sinkt übrigens um etwa 2-3 mm/hg (= 2-3 mm Quecksilbersäule) pro Kilogramm Gewichtsverlust! Auch dies eine Motivation, regelmäßig etwas Sport zu treiben. (Middeke, 2005)

Die positiven Effekte moderaten Ausdauersports auf den Diabetes II-Typ sind vielfach untersucht. (Gröntved et. al, 2012) Zahlreiche Studien ergaben zudem, dass sportliches Training auch das Risiko für Tumorerkrankungen und Herz-Kreislauferkrankungen deutlich senken kann. (Deutsches Ärzteblatt, 2009) Gleiches gilt für das Risiko, an Depressionen und Morbus Alzheimer zu erkranken. Auch Erektionsstörungen oder arthritische Beschwerden können durch sportliches Training deutlich gebessert oder ganz zum Verschwinden gebracht werden. Sport hilft zudem bei der Entwöhnung vom Rauchen.

Alles in allem: Sportliche Betätigung zeigte sich in einer ganzen Reihe wissenschaftlich ernstzunehmender Studien in ihrer Wirkung vielen Medikamenten gleichwertig oder sogar überlegen. (Niebauer, 2005; Halle, 2012; Ärzte-Zeitung[3], 21.11.2011)

Sportliche Betätigung ist Medikamenten in vielen Fällen überlegen.

Wir hoffen, diese Fakten überzeugen auch eingefleischte Bewegungsmuffel aktiv zu werden! Bewegen Sie sich - mäßig, aber regelmäßig!

[3] Gehtraining bei propximaler PAVK wirksamer als Stents, ebd.

B. Ernähren

Die Schlüsselthemen Bewegung und Ernährung hängen sehr eng zusammen. Wir leben nur dann gesund, wenn wir ein vernünftiges Gleichgewicht zwischen beiden herstellen. Aber das ist gar nicht so einfach. Wir alle sehen ja täglich Personen, die auf dem besten Wege scheinen, die Bewegung nach und nach komplett durch die Ernährung zu ersetzen.

Unser Nahrungs- und Genussmittelangebot ist heute schon von der reinen Menge her praktisch unüberschaubar. In den Regalen der Supermärkte finden sich zehntausende verschiedene Lebensmittelprodukte. Die große Mehrzahl ist industriell gefertigt, mit Dutzenden von Aroma- und Konservierungsstoffen versetzt und mit zugesetzten Vitaminen und Mineralien scheinbar gesund aufbereitet. Niemand kann sagen, ob uns diese modernen Nahrungsmittel wirklich von Nutzen sind oder mitunter sogar Schaden zufügen. In der Praxis ist es kaum nachvollziehbar, welche Inhaltsstoffe unsere Nahrung hat. Kaum jemand kann die codierten und sehr kleingedruckten Listen an Zusatzstoffen richtig interpretieren.

Dabei ist klar, dass wir praktisch täglich Pestizidrückstände und Konservierungsstoffe mit der Nahrung aufnehmen. Deren genaue Herkunft aber ist unklar. Viel beachtete Medienberichte über Lebensmittelskandale verunsichern uns Verbraucher - denken wir nur an die rhythmisch wiederkehrenden Gammelfleischskandale, an mit Käse-Imitaten belegte Tiefkühlpizzen oder mit Nematoden verseuchte Fische.

Im Windschatten dieser Verunsicherungen werden wir nur allzu oft empfänglich für die abenteuerlichsten Kuren, Diäten und vielerlei Mittelchen selbsternannter Ernährungsexperten. Die bewusst geschürte Angst ist ein hervorragender Verkaufsbeschleuniger.

Doch selbst wenn wir auf alle Nahrungszusätze verzichten und nur naturbelassene Produkte konsumieren würden, was im Alltag kaum möglich ist, dann gibt es immer noch keine eindeutig erhärtete wissenschaftliche Aussage darüber, wie eine menschengerechte gesunde Ernährungsweise im Einzelnen beschaffen sein sollte. Da hilft auch kein Bio-Label. So Leid es uns tut, auch den Bio-Jüngern schnödes, un-ionisiertes Wasser in ihren vermeintlichen Bio-Wein schütten zu müssen, sollte nicht übersehen werden, dass die Schadstoffemissionen in der Luft auch auf biologisch betriebene Felder niedergehen; dass verunreinigtes Regenwasser auch über ihnen abregnet; dass der Wind genmanipulierte Fremdpollen oder Spritzrückstände von konventionell bewirtschafteten Feldern heranträgt.

Immerhin wird beim Bio-Anbau wenigstens auf den direkten Einsatz von Pestiziden verzichtet, sodass wir zumindest weniger verunreinigte Nahrung gewinnen. Vom Öko-Traum der wirklich naturreinen Kost müssen wir uns aber leider verabschieden. Doch zum Trost: Etwas „bio“ ist immer noch besser als gar kein „bio“ - von kommerziellem Etikettenschwindel einmal ganz abgesehen.

Ebenso unsicheres Terrain ist die Frage nach der richtigen Ernährungsform. Welche die gesündeste ist, lässt sich gleichfalls nicht allgemein entscheiden. Wie viele der Grundbestandteile unserer Nahrung in welchem Mischungsverhältnis und bei welchen Gelegenheiten und Lebenssituationen sind empfehlenswert? Wie viel Prozent der Kalorienaufnahme sollte durch Kohlenhydrate abgedeckt werden? Welche Formen an Zucker sollten wir konsumieren oder meiden? Wie viele und welche Fette sollten wir zu uns nehmen? Wie viele und welche Eiweißquellen sollten wir nutzen? Welche Spurenelemente und Ballaststoffe benötigen wir? In welchen Belastungssituationen brauchen wir vielleicht mehr der einzelnen Bestandteile - und wann wie viel davon und in welchen Zusammensetzungen? Fragen über Fragen und keine gesicherten Antworten.

Doch immerhin finden wir einige Anhaltspunkte. So dürfte es zum Beispiel einleuchten, dass sich die Menge und Zusammensetzung der Nahrung eines 100 Kilogramm schweren Leistungssportlers, der seinen Körper täglich hochintensiv belastet, von der Nahrung einer betagten, 50 Kilogramm schweren Dame stark unterscheiden muss.

In einer von Hektik gekennzeichneten Lebenssituation braucht ein gestresster Berufstätiger mit hoher Wahrscheinlichkeit eine andere Nahrungszusammensetzung als in entspannter Urlaubsatmosphäre.

Doch selbst wenn wir exakt sagen könnten, welche Nahrungszusammensetzung ein Mensch in einer bestimmten Lebenssituation braucht, dann bleibt immer noch die Ungewissheit, wie viel und was von der verzehrten Nahrung beim Verdauungsprozess auch tatsächlich aufgenommen wird. In Stress-Situationen wird der Darm zum Beispiel weniger gut durchblutet. Das bedeutet, dass er die aufgenommenen Inhaltsstoffe der Nahrung weniger gut aufschließt und verwertet als der Darm eines entspannten Zeitgenossen.

Diese Komplexität macht es der Ernährungsforschung so schwer, eindeutige und verbindliche Ergebnisse zu liefern. Ernährungsstudien sind in der Regel Beobachtungsstudien. Aber viele Parameter sind nicht exakt messbar. Nahrungsmittel sind zudem hochkomplexe Gemische aus vielen Einzelstoffen und unterliegen Reife- und Verfallsprozessen - Banane ist nicht gleich Banane. Unreif gepflückt, begast um die halbe Welt transportiert, hat die Frucht weniger Gehalt als reif von der Staude gegessen.

Durch all diese Faktoren kann die individuelle Resorptionsquote (also die Menge der Nahrungsaufnahme durch den Darm) enorm schwanken. Ist schon schwer messbar, was im Körper ankommt, so ist der exakte Nachweis gesundheitsfördernder oder -hemmender Wirkungen von einzelnen Lebensmitteln noch viel schwerer zu führen.

Die Komplexität in Ernährungsfragen macht es der Forschung schwer, verbindliche Ergebnisse zu liefern.

Die Frage ist, ob eine Person einen Herzinfarkt erleidet, weil sie eben nicht jeden Abend ein Glas schützenden Rotweins getrunken hat. Oder verstopften ihre Gefäße, weil sie geraucht hat oder im Job gestresst oder unglücklich verheiratet war?

Erleidet ihr ebenfalls gestresster Arbeitskollege keinen Herzinfarkt, weil er eben meist abends seinen roten Rebensaft genossen hat? Oder bewahrte ihn seine erfüllte Ehe vor dem Infarkt? Oder schützte ihn der abendliche Spaziergang mit seinem Hund? Oder ist eine Mischung aus all diesen Faktoren der Ernährung und Lebensführung dafür verantwortlich, und wenn ja, welche?

Diese Überlegungen lassen erahnen, dass es kaum ein beliebigeres Forschungsgebiet als die Ernährung gibt. Nur allzu oft sind Versuchsanordnungen derart simpel, dass sie der wirklichen Komplexität des Themas auch nicht annähernd gerecht werden können. Wen wundert es dann noch, wenn die Ergebnisse keine wirkliche Aussagekraft besitzen!

Viele aus solch mangelhaften Untersuchungen abgeleitete Ernährungsratschläge halten einer kritischen Überprüfung nicht stand. Schon die schiere Menge an Ernährungsliteratur, Wunderdiäten und selbsternannten Ernährungspäpsten weist auf die allgemeine Ratlosigkeit und Unwissenheit hin.

Was tun? Die Ernährung ganz abzuschaffen, wäre nur für hoffnungslose Pessimisten eine Option. Realisten vertrauen darauf, dass unser Körper eine Menge aushält, wenn wir ihm nicht zu viel zumuten und ihn anderweitig unterstützen. Und Optimisten pfeifen auf die Ängste und freuen sich darauf, dass Nahrung nicht nur Ernährung bedeutet, sondern auch dann ein hohes Maß an Lebenszufriedenheit und Genuss mit sich bringen kann, wenn ihre Zuträglichkeit wissenschaftlich unbewiesen bleibt.

Halten wir es also sicherheitshalber mit den Realisten und nehmen wir hin und wieder eine kleine Anleihe bei der Genussfreudigkeit der Optimisten auf. Im Übrigen vertrauen wir einfach der Natur, die uns Menschen auch in Zeiten überleben und alt werden ließ, in denen noch keine Ernährungsexperten die Speisepläne diktiert haben.

Aus all diesen Gründen ist es daher wenig praktikabel, wenn wir Sie durch komplizierte Lebensmittellisten und Kalorientabellen scheuchen.

Wie sich zeigt, gibt es keinen Königsweg in Fragen der Ernährung. Daher bleibt uns nichts anderes übrig, als mit Selbstbeobachtung, Sensibilität und etwas Mühe herauszufinden, was uns persönlich gut tut.

**In Ernährungsfragen gibt es keinen Königsweg.
Daher ist Selbstbeobachtung notwendig.**

Wie kommen wir weiter? Es hat sich heute eingebürgert, Ernährungsfragen weltanschaulich so aufzubauschen, dass sie fast zu Ersatzreligionen stilisiert und mit entsprechendem missionarischem Eifer unters Volk gebracht werden. Doch dies garantiert keine gesunde Ernährungsweise.

Unter rein gesundheitlichen Gesichtspunkten - wenngleich uns bewusst ist, dass Ernährungsfragen über diese hinausgehen - sollten wir Übertreibungen und einseitige Kost vermeiden. Zwar kann niemand exakt wissen, wie eine allen Lebensumständen gerecht werdende Ernährung genau auszusehen hat. Aber wir können uns zumindest an einigen Richtwerten orientieren. Betrachten wir also die nachstehenden Empfehlungen als Wegweiser. Diese stehen nicht am Ziel, sondern am Wege. Solange sie in die richtige Richtung weisen, helfen sie uns. Dennoch entheben sie uns nicht der Pflicht, von Zeit zu Zeit zu überprüfen, wohin sie weisen und wohin wir gehen. Schließlich können Wegweiser auch verstellt werden...

Wer - wie die Autoren - von einem Navigationsgerät im schönen Nordholland über gute 50 Kilometer Streckenlänge beständig in den zur Fahrbahn parallel laufenden Nordseekanal manöveriert werden sollte, wird wissen, dass man gut beraten ist, keinem Führer blind zu vertrauen.

Betrachten wir also mit Berücksichtigung dieser Vorbemerkungen die Frage: Was sollten wir essen und trinken? Antwort: das, was uns gesund hält. Hierzu sind gewisse Kenntnisse hilfreich, aus welchen Bestandteilen unsere Nahrung zusammengesetzt ist und welche wir warum benötigen.

Von allgemeinem Interesse dürfte dabei die Frage sein, welche Ernährungsform ein möglichst langes Leben bei guter Gesundheit verheißt.

Einige Regionen der Erde sind besonders bekannt für ihre langlebigen und auch im Alter noch agilen Bewohner, so etwa in Japan, im Karakorum, in Sardinien, im Kaukasus, in den Anden und weiteren Gegenden unserer Erde. (Hebbelink, 1996)

Interessanterweise ist die Nahrung dieser Menschen sehr ähnlich zusammengesetzt. Eine weitere Gemeinsamkeit ist ihre ländliche Lebensweise mit viel Bewegung und Beschäftigung an der frischen Luft, ein stabiles Sozialleben mit einem starken Rückhalt im Familienverband.

Betrachten wir ihre Ernährung:

Sie bestreiten einen Großteil ihrer Nahrung mit viel Obst, Gemüse, Getreide und Hülsenfrüchten. Dazu essen sie ein- bis zweimal in der Woche Fisch sowie bei besonderen Gelegenheiten Fleisch. Oft spielen noch vergorene Milchprodukte wie Kefir oder Sauermilch eine Rolle in der Ernährung dieser Langlebigen. Alkoholische Getränke sind eher die Ausnahme, Tee und Wasser dominieren bei den Getränken. Dabei ist diese Ernährung aber keineswegs fettarm. Doch die von ihnen verwendeten Öle und Fette sind weniger tierischen, sondern vorwiegend pflanzlichen Ursprungs.

Aufs Ganze gesehen ist die Gesamtenergiemenge von nur rund 2000 kcal pro Tag der in diesen Regionen aufgenommenen Nahrung deutlich geringer als in den Industrieländern. Und dies, obwohl diese Völker einen erheblich aktiveren Lebensstil haben! Übergewicht spielt bei allen diesen Volksgruppen keine Rolle. Auffällig ist, dass die volkskundlichen Studien aber auch keine Unter- oder Mangelernährung bei ihnen festgestellt haben. Nehmen wir dies erst einmal so hin. (Benet, 1974)

Aber warum denn in die Ferne schweifen, wenn das Gute liegt so nah? Die europäischen Mittelmeerländer machen es uns doch vor, denn auch die dortige Ernährungsweise und Lebensführung produziert im Vergleich nur ein Viertel unserer Herz-Kreislauf- und Stoffwechselerkrankungen. Und dies, obwohl dort ungleich mehr alkoholische Getränke konsumiert werden als in den vorgenannten Regionen der Hundertjährigen.

Nein - dies ist kein Freibrief, sich nun umgehend Pizza und Rotweinflasche zu widmen und Gott einen guten Mann sein zu lassen. Aber es ist ein Fingerzeig in die richtige Richtung: Frisches Obst und Gemüse, hochwertige Öle (möglichst kaltgepresst und nativ!), Hülsenfrüchte (bitte aus Gründen der Verdaulichkeit gut durchgekocht!) sowie vollwertige Getreideprodukte, dies alles möglichst naturbelassen und ungespritzt, dazu zweimal in der Woche Fisch, einmal wöchentlich gutes und unbehandeltes Fleisch vom Erzeuger, viel Wasser (was als aqua minerale oder eau minérale gleich viel gediegener schmeckt), ein Gläschen Wein - et voilá: südeuropäische Kulinarik und Gelassenheit halten Einzug in unsere Esskultur.

Damit wären wir beim zweiten wichtigen Punkt in Sachen Ernährung: Wie sollten wir unsere Mahlzeiten einnehmen?

Antwort: Mit Genuss, mit Achtsamkeit, mit Freude, mit Zeit und Muße, ohne Ablenkungen, im Kreis von Familie und Freunden, mit Entdeckerlust, unter Einbeziehung unserer anderen Sinne - denn nicht nur das Auge, auch Nase, Ohren und Tastsinn „essen" mit. Ein frischer, hübsch arrangierter und phantasievoll gemischter Salat ist nicht nur der Konsistenz nach knackig beim Kauen, sondern wir hören dies auch.

Richten Sie Ihre Gedanken beim Essen auch wirklich auf das Essen! Denn sonst könnte man uns die Nahrungsmittel auch gleich pürieren und in den Schlund spritzen. Die Diskussion von Problemen gehört nicht an den Esstisch.

Machen Sie sich klar, dass die Verdauungsprozesse - und damit die so wichtige körpergerechte Aufschlüsselung der Nahrung bereits beim Kauen beginnt. Also kauen Sie gründlich: Dies sättigt zugleich rascher, wodurch wir dann auch weniger essen.

Für den Verdauungsprozess nach dem Essen sollten Sie etwas Ruhezeit einplanen. Oder haben Sie schon einmal einen Löwen gleich wieder auf die Jagd gehen sehen, wenn er sich gerade an einer Beute gütlich getan hat? Nein: Er liegt auf der faulen Haut. Löwen sind nämlich klug und wissen mit ihrer Energie zu haushalten. Auch die Bauern haben früher nach dem Mittagessen eine erholsame kleine Siesta unterm Apfelbaum gehalten - sie wussten noch, was gut tut.

Es ist nun einmal so, dass das Blut nach dem Essen für die Verdauung benötigt wird und deshalb dem Kopf nicht zur Verfügung steht. Daher sind wir nach einem größeren Mahl müde. Schon der Volksmund sagt: „Voller Bauch studiert nicht gern!" Akzeptieren Sie bitte, dass natürliche körperliche Prozesse anderen Gesetzmäßigkeiten und Zeitplänen folgen als unsere von Menschen gemachten Verbindlichkeiten. Unser Organismus kann schließlich nicht auf tausend Hochzeiten zugleich auf Hochtouren tanzen. Jedenfalls nicht, ohne auf Dauer krank zu werden. Also geben Sie ihm bitte eine Chance. Umgekehrt bedeutet dies: Wenn Sie am Arbeitsplatz keine günstigen Voraussetzungen für eine in Ruhe genossene Essenspause haben, dann nehmen Sie ausschließlich leichte Kost zu sich, die den Organismus nur wenig belastet.

Achten Sie darauf, wie Ihnen ihre Nahrung bekommt! Nach welchem Essen fühlen Sie sich fit und leistungsfähig? Keinesfalls sollten Sie sich von pauschalen Empfehlungen verunsichern lassen. Schließlich sollte das Ernährungsverhalten so individuell wie möglich sein: Es muss ja nicht zu Ihren Kollegen, sondern zu Ihnen selbst passen.

Es muss auch niemand sklavisch 5 Mal am Tag essen, nur weil es ein „Experte" empfiehlt. Manche Menschen bekommen morgens nichts hinunter, essen lieber später gegen Mittag eine Kleinigkeit und nehmen ihre Hauptmahlzeit dann eben abends ein. In Italien und Frankreich ist dieser Essensrhythmus weit verbreitet und die deutsche Empfehlung „Frühstücke wie ein Kaiser, iss mittags wie ein König und abends wie ein Bettelmann" würde beiden Nationen gar nicht schmecken. Hauptsache ist doch, dass wir im Laufe des Tages mit den erforderlichen Nährstoffen versorgt werden. Der Zeitpunkt ist dabei nicht völlig unwichtig, aber doch zweitrangig.

Macht ein üppiges Frühstück müde und schlapp, sollte man eben darauf verzichten. Doch das gegenteilige Extrem, morgens gar nichts zu essen, ist vermutlich auch nicht der Weisheit letzter Schluss. Wer einmal erlebt hat, wie rasch die Konzentrationsfähigkeit von Schülern sinkt, wenn sie nicht gefrühstückt haben (was bei einem Viertel bis einem Drittel aller Schülerinnen und Schüler der Fall ist!), wird sich überlegen, ob es nicht sinnvoll ist, seine Glykogenspeicher rechtzeitig aufzufüllen.

Wer sich richtig ernährt, fühlt sich wohl und leistungsfähig. Daher ist es wichtig, sich in Fragen der Ernährung vor allem auf sein Gefühl zu verlassen. Wenn Sie sich des Themas Ernährung ohne Berührungsängste, Vorurteile und mit etwas Entdeckerfreude annehmen, werden Sie rasch merken, dass Sie Ihre natürlichen Instinkte wieder schulen und ihnen infolgedessen auch mehr und mehr vertrauen können. Dies gibt Ihnen zusätzliche Sicherheit bei der Auswahl Ihrer Nahrungsmittel. Denn wenn es kleine Teufel gibt, die uns höhnisch in die Planung und Durchführung einer gesunden Ernährung pfuschen, dann ist es schließlich nur logisch, auch von der Existenz ihrer Gegenspieler auszugehen. Vertrauen Sie also Ihrem liebenden kleinen Engel auf der anderen Schulter...

Alles in allem: Führen Sie keinen Kreuzzug wider sich selbst! Wie heißt es doch so schön: Man muss auch gönnen können! Nur eben nicht dauernd.

C. Erholen

Um den Belastungen des Alltags gewachsen zu sein, ist ausreichende Erholung unabdinglich. Die Mindestvoraussetzungen hierfür sind ungestörter Schlaf, zuträgliche Ernährung und genügend Bewegung. Doch die heutige Lebensweise lässt in Bezug auf diese Grundbedürfnisse vieles zu wünschen übrig. Wer der Doppelbelastung von Beruf und Familie ausgesetzt ist, kann ein Lied hiervon singen. Wer dieses Pensum sogar allein erziehend leisten muss, gerät körperlich und seelisch schnell an seine Grenzen.

Diese steigenden mentalen Belastungen müssen wir wahrnehmen und bewältigen. Die Notwendigkeit ist offensichtlich und schlägt sich in einer Vielzahl wohlmeinender Ratschläge zum Thema Stress in allen möglichen Medien nieder. Es werden Yoga-Übungen gegen Unausgeglichenheit und Ängste empfohlen, Anti-Stress-Diäten oder die Auszeit im 5-Sterne-Wellness-Hotel angepriesen - doch die Ursachen der Überlastung bleiben bestehen. Nachhaltige Stressbewältigung erfordert daher ein tiefer greifendes Verständnis der Problematik. Betrachten wir die Sache näher:

Der Begriff Stress kommt ursprünglich aus der Werkstoffkunde. Dort bezeichnet man den Zug oder Druck auf ein Material als Stress. In der Medizin und Psychologie meint der Begriff Stress eine Aktivierungsreaktion des Körpers auf Belastungen. Sinn der Stressreaktion ist, den Körper bei Gefahr blitzschnell in einen Zustand erhöhter Leistungsfähigkeit zu versetzen, um ihm Flucht- oder auch Angriffsreaktionen zu ermöglichen.

1. Physiologie der Stressreaktion

Der physiologische Ablauf der Stressreaktion liegt bei allen höheren Tierarten - zu welchen wir in diesem Falle auch zählen - schon seit Jahrmillionen fest. Als Reaktion auf wahrgenommene Gefahren werden über Hormonausschüttung lebensnotwendige Reflexe und Automatismen ausgelöst. Hierdurch werden vor allem das Herz-Kreislauf-System, unser Stoffwechsel und die Atmung aktiviert.

Im klassischen Modell umfasst die Stressreaktion 4 Phasen: die Alarmphase, die Belastungsphase, die Ermüdungsphase und die Erholungsphase.

Sinn der Stressreaktion ist, bei Gefahr blitzartig leistungsfähig zu sein.

Wenn uns etwas „stresst", dann wirft unser Körper gewissermaßen den Turbo an. Wer übrigens nicht glaubt, dass diese Form der Aktivierung extrem effektiv ist, der kann ja einmal seine Bestzeit über 50 Meter Schwimmen überprüfen: einmal ohne und einmal mit einem Krokodil im Nacken. Lachen Sie nicht, die Sache ist ernster als Sie denken! Australische Schwimmtrainer haben dieses Mittel wirklich eingesetzt, wenngleich die Größe der eingesetzten Reptilien dem Ehrgeiz des talentierten Schwimmnachwuchses noch etwas Entwicklungsspielraum gelassen hat.

Die Alarmphase startet mit der Wahrnehmung eines Stress-Reizes (in unserem Beispiel das Krokodil). Über das vegetative Nervensystem und Hormonausschüttungen werden verschiedene Körperfunktionen aktiviert. Andere Funktionen, die wir im „Kampfmodus" nicht benötigen, werden hingegen herunter reguliert. Hierzu gehören etwa die Verdauung oder unser sexuelles Empfinden. Dies alles geschieht ohne unser bewusstes Zutun. Denn wenn wir anfangen wollten zu denken, dann wäre es für eine adäquate Reaktion auf die empfundene Bedrohung bereits zu spät. Eben deshalb gibt es den Automatismus der Stressreaktion.

In der 2. Phase der Stressreaktion, der Belastungsphase, rennt oder kämpft (oder schwimmt...) unser erschrockener Proband um sein Leben und verbrennt dabei die mobilisierten Energieträger, ohne jede Rücksicht auf die Menge der vorhandenen Vorräte. Denn für knickrige Etatberechnungen hat er gerade keine Zeit.

Die 3. Phase ist von Ermüdung gekennzeichnet. Die Belastung muss beendet oder die Belastungsintensität zumindest deutlich reduziert werden.

In der 4. Phase, der Erholungsphase, muss die verbrauchte Energie wieder zugeführt werden - ein sogenannter anaboler Prozess (aus dem Griechischen: aufbauend) setzt ein. Ähnlich wie bei einem entleerten Akku, der ans Ladegerät gesteckt werden muss, benötigt nun auch der Körper Zeit, um die durch die Stressreaktion verbrauchten Ressourcen wieder aufzubauen. Nur so kann das Gesamtsystem unseres Organismus im Gleichgewicht bleiben. Es ist nicht überliefert, aber wahrscheinlich haben die australischen Schwimmer dann das Krokodil verspeist.

Im klassischen Modell ist die Stressreaktion - wie ausgeführt - von starken körperlichen Aktionen gekennzeichnet. Den modernen Stressauslösern lässt sich jedoch nicht unmittelbar körperlich begegnen. Ein Autofahrer kann ja nicht einfach den dichten Feierabendverkehr abstellen, nur weil er nicht vorwärts kommt. Wenn er nicht gelernt hat, dieser Situation mit Gelassenheit zu begegnen, dann steigt sein Stresspegel beständig, da er keine Möglichkeit hat, ihn körperlich abzubauen. Vermutlich ist hier einer der Gründe zu suchen, warum mit der Dichte des Straßenverkehrs auch die Anzahl liebreizender Gesten zwischen genervten Autofahrern beständig zunimmt.

Fest steht jedenfalls, dass es gerade in Stresssituationen ohne ausreichende Regenerationsphasen zu einem Ungleichgewicht in unserem Organismus kommen muss. Es gelten hierbei die gleichen biologischen Grundgesetze wie in der sportlichen Trainingslehre: Gerade (zu) ehrgeizige Sportler erfahren in der Regel am eigenen Leib, dass eine Nichteinhaltung von Regenerationszeiten zu starken Leistungseinbußen oder sogar zu Verletzungen oder Krankheiten führen kann. Im Sport spricht man dann von sogenanntem Übertraining, das heißt einem Zuviel an Training. Es kann daher nicht oft genug gesagt werden, dass ausreichenden Pausen mit tiefer Erholung eine extrem hohe Bedeutung für unsere Gesundheit zukommt.

Alles, was eine Stressreaktion auslösen kann und das Gleichgewicht unseres Organismus zu stören vermag, wird als Stressor (Stress-Reiz) bezeichnet. Stressoren können physiologischer oder psychologischer Natur sein. Kälte, Hitze, Lärm, Schlaflosigkeit, Hunger oder übermäßige körperliche Beanspruchungen sind *physiologische* Stressoren für den Körper.

Psychologische Stressoren sind Situationen, die wir körperlich nicht meistern können. Sie machen sich als geistig-mentale Überforderung bemerkbar. Zukunftsangst, Prüfungsängste, Verlustängste, Angst vor Vorgesetzten, einer seelenlosen Bürokratie und dergleichen mehr sind Beispiele für derartige Stressoren.

2. Heutige Stressauslöser

In unserer modernen Welt haben sich die Belastungsschwerpunkte deutlich verlagert. Körperlich anstrengende Arbeiten haben abgenommen, während die mentalen Belastungen gestiegen sind. Früher erledigten ein Schmied, ein Schreiner oder ein Schuster alle Produktionsschritte ihrer Arbeiten selbst, was Erfahrung und Geschick erforderte. An ihrem Arbeitsplatz waren diese Personen daher unentbehrlich. Mit der Industrialisierung wurde die Produktion in Einzelschritte zerlegt, wurden die Arbeitsschritte normiert und mechanisiert. Dadurch wurden die Arbeitskräfte, welche die standardisierten Handgriffe ausführten, austauschbar. Diese Ersetzbarkeit am Arbeitsplatz erzeugt Angst um denselben und führt unweigerlich zu mentalem Stress.

Die sogenannten *modernen* Arbeitsprozesse steigern zwar die Effektivität enorm, produzieren aber auch abnormen Stress durch monotone und einseitige Beanspruchungen - etwa bei Fließbandtätigkeiten oder bei einseitiger Belastung der Sinne (Beobachtung von Bildschirmen, Arbeit bei hohen Lärmpegeln) oder auch in Situationen, durch die unser Biorhythmus durcheinander gerät (z.B. bei Schichtarbeit, raschem Wechsel der Zeitzonen, wie ihn etwa Flugpersonal auf Transkontinentalflügen zu verkraften hat).

**Hohe Stressbelastungen
entstehen bei monotonen Tätigkeiten.**

Aber auch außerhalb der Arbeitswelt vermehren sich die Stressfaktoren. Die Medien präsentieren uns praktisch täglich leuchtende Vorbilder: blendend aussehend, beruflich erfolgreich, kinderreich, stets gut gelaunt und entspannt, allseits geachtet und beliebt. Die mitschwingende Botschaft lautet: Alles ist machbar! Diesen „Vorbildern" nacheifernd strampeln sich viele tagein tagaus erfolglos ab, um mithalten zu können. Die Folge sind Minderwertigkeitsgefühle, die gehörigen Stress verursachen.

Nicht selten wird der Konsum als wohlverdienter Ausgleich für alle im täglichen Arbeits- und Privatleben zu schluckenden Kröten empfunden. Eine ganze Industrie für solche Ersatzbefriedigungen ist entstanden. Von Wellnesshotels mit Rundum-Wohlfühlpaketen auf Basis aryurvedischer Geheimrituale, über Sumpfwandern mit Bachblüten bis hin zur veganem Erlebniskochen auf einem Luxus-Kreuzfahrtschiff unter Anleitung eines Fernseh-Spitzenkochs und was dergleichen Angebote mehr sind - es gibt nichts, was es nicht gibt, um von Selbstzweifeln geplagten Mitmenschen ein X für ein U vorzumachen und ihnen dabei noch rasch das Geld aus der Tasche zu ziehen. Wer nach solchen Unternehmungen wieder aufwacht, erkennt, was er sich eingehandelt hat: sein Geld ist weg, der Alltag hat ihn wieder. Und seine Verdauungsorgane sind auch weiterhin nicht auf Kröten eingestellt.

3. Innerer Stress

Ob wir eine Belastungssituation als Stress empfinden (genauer als Dysstress oder *Über*forderung), hängt individuell von unserer Wahrnehmung und Bewertung von Situationen ab. Ein Beispiel: Für viele Menschen ist es purer Stress, in einem Fernsehstudio zu stehen und eine Kamera auf sich gerichtet zu wissen. Sie haben Angst, sich zu blamieren. Erfahrene Moderatoren hingegen empfinden diese Situation nicht als Belastung, sondern als anregend. Sie bewerten die Umstände nicht als bedrohlich, sondern als Chance, sich selbst in guter Verfassung zu präsentieren. Dementsprechend locker gehen sie mit ihr um.

Die subjektive Bewertung einer Situation ist somit ausschlaggebend für das Eintreten oder Ausbleiben einer Stressreaktion. In der Regel wird es uns gar nicht bewusst, *dass* wir ständig bewerten.

Die subjektive Bewertung einer Situation ist ausschlaggebend für das Eintreten oder Ausbleiben einer Stressreaktion.

Bei der psychologischen Behandlung stresskranker Personen spielt dieser Aspekt daher eine wichtige Rolle. Es gilt, deren subjektive Einstellung zu objektiv nicht wirklich bedrohlichen Situationen zu ändern. Dass dies keine einfache Sache ist, nehmen wir einmal Ekelreaktionen als Beispiel, ergibt sich schon daraus, dass so wenige Menschen eine Vogelspinne als Streicheltier halten.

Der Begründer der modernen Stressforschung und 43-fache Ehrendoktor, Prof. Dr. Dr. Dr. Hans Selye sagte dazu: „Nicht ein bestimmtes Ereignis ruft unsere emotionale Reaktion hervor, sondern unsere Interpretation des Ereignisses." (Selye, 1974)

Unser Denken, unsere Erfahrungen sowie unsere persönlichen Wertmaßstäbe sind also ausschlaggebend dafür, ob wir eine Aufgabe als positive Herausforderung oder als überforderndes Problem empfinden. Im ersten Fall spricht man daher von „gutem" Stress (dem sogenannten *Eustress*), im zweiten Fall von „schlechtem" Stress (dem sogenannten *Dysstress*).

Werte wie Ordnung, Pünktlichkeit, Sauberkeit, Zuverlässigkeit, Treue, Gerechtigkeit sind nur eine kleine Auswahl von etwa 80 Werten, in deren Kraftfeld sich unser Denken bewegt. Wir kommen im Kapitel „Denken" hierauf zurück. Da sich für jeden dieser Werte auch ein Gegenteil findet, spannt sich ein großer Horizont auf, in dem wir Situationen oder Personen bewerten. Jeder dieser Werte, die positiven wie die negativen, kann für ein großes Stresspotenzial stehen, wenn gegen ihn verstoßen wird. Dabei ist es nicht von Bedeutung, ob es sich um allgemein anerkannte und geachtete Werte handelt. Wichtig ist allein, ob sie für uns selbst Verbindlichkeit haben.

Jeder Wert steht für ein Stresspotential, wenn gegen ihn verstoßen wird.

Vollends kompliziert wird die Lage in Situationen, in denen es zu sogenannten Wertkonflikten kommt. Dies ist dann der Fall, wenn das Bekenntnis zu einem bestimmten Wert zugleich ein Verstoß gegen einen anderen Wert darstellt, der uns wichtig ist. Ein Beispiel: Eine Lehrerin sieht bei der Korrektur einer Klassenarbeit, dass zwei Arbeiten von Schülern, die neben einander gesessen haben, exakt den gleichen Wortlaut aufweisen. Sie fragt nun, wer von wem abgeschrieben hat. Betretenes Schweigen! Derjenige, der die Antwort gewusst hat, möchte gegenüber seinem Kameraden nicht illoyal sein, sieht andererseits aber auch nicht ein, dass er für das Spicken bestraft wird, denn er hat nicht gespickt. Überlassen wir es hier der Feinfühligkeit der Lehrkraft, die Situation zu einem vernünftigen Ergebnis zu führen. Vielleicht überlegen Sie einmal, welche Möglichkeiten, die Sache zu regeln, hier bestehen, und welche widerstreitenden Anforderungen wiederum die Lehrkraft im Auge zu behalten hat.

Das Gefühl, gestresst zu sein - wie im Beispiel alle drei beteiligten Personen - entsteht jedenfalls immer dann, wenn für ein Problem keine direkte Lösung in Sicht ist. Mitunter sieht man Gefahren, wo objektiv betrachtet gar keine sind. Man bewertet Situationen über und unterschätzt die eigenen Fähigkeiten, mit ihnen zu Rande zu kommen. Stressreaktionen, die durch mentale Faktoren hervorgerufen werden, führen nicht selten zur Veränderung von Denkgewohnheiten, was das Problem sukzessive verschärft. Personen, die hierzu neigen, zeigen oft folgendes Verhalten:

- Sie haben *Angst vor Ablehnung*. Als Folge davon stellen sie keine Forderungen, äußern ihre Bedürfnisse nicht, sagen ihre Meinung nicht. Durch dieses Verhalten „verschwinden" sie gewissermaßen immer mehr.

- Sie haben *Angst, anderen weh zu tun*. Deswegen scheuen sie sich, „Nein" zu sagen. Als Folge hiervon halst man ihnen alles auf, was sie nicht ablehnen. Und irgendwann sind sie dann wirklich überfordert.

- Sie verlangen von sich selbst, *alles perfekt zu machen.* Daher überfordern sie sich aus eigenem Antrieb.

- Sie haben *Angst vor Fehlern.* Aus diesem Grund trauen sie sich nicht an neue Aufgaben, verkrampfen bei der Arbeit. Sie sind blockiert, treten auf der Stelle und man spricht ihnen Eigeninitiative und Kreativität ab.

- Sie *sehen sich als minderwertig* an. Dadurch äußern sie ihre Bedürfnisse nicht, versuchen nach außen keine Angriffsflächen zu bieten. Hierdurch werden sie auch nicht wahrgenommen und man geht über sie hinweg. Der Mechanismus der sogenannten *sich selbst erfüllenden Prophezeiung* (self-fulfilling prophecy) hat gegriffen. (Der alte Witz: Mann beim Psychiater - „Herr Doktor, Herr Doktor, niemand beachtet mich!"; der Psychiater: „Der Nächste bitte!")

- Sie haben *Angst vor Konflikten.* Deshalb äußern sie ihre Meinung nicht, formulieren keinen eigenen Standpunkt und wehren sich nicht. Sie werden als unterwürfige Ja-Sager, bloße Mitläufer oder sogar als Opfer wahrgenommen und behandelt.

Man sagt uns Deutschen nach, dass vor allem die Perfektionisten weit verbreitet sind und sich und anderen das Leben schwer machen. Nun gut: Technische Geräte sollten zu 100 Prozent funktionieren, sonst werden sie unter Umständen gefährlich. Naturwissenschaftler, Ingenieure und Techniker sollten daher die folgenden Zeilen nicht wortwörtlich nehmen. Für die meisten anderen Arbeiten hat sich allerdings folgende Erkenntnis durchgesetzt: 95 Prozent Erledigungsgrad lassen sich mit vertretbarem Aufwand bewältigen. Die restlichen 5 Prozent zur Perfektion kosten noch einmal die gleiche Energie, werden aber von über 90 Prozent aller Menschen noch nicht einmal bemerkt, geschweige denn wertgeschätzt. Nun überlegen Sie einmal, ob wirklich jede normale Alltagsverrichtung einen 100-prozentigen Einsatz und Kraftaufwand verdient.

Bei dieser Gelegenheit kommt mir ein kleines Ereignis in den Sinn, das zwar keinen Anspruch auf wissenschaftlichen Beweis erheben darf, dessen Regelmäßigkeit aber stark verdächtig hierfür ist: Jedes Mal, wenn ich mit meinem bedürftigen Wagen bei schönstem Sonnenschein durch eine Waschanlage fahre, fängt es spätestens drei Stunden danach an zu regnen. Und zwar mit einer Verlässlichkeit, die daran denken lässt, mit diesem Mechanismus in der Wüste mit Bewässerungsprojekten Geld zu verdienen. Wenn dies in den wirklich allerseltensten Fällen einmal nicht so ist, dann sorgt die Notdurft einer Krähe oder Taube für das entsprechende Finish des Autolacks. Ich könnte schwören, dass ich dann aber immer auf einen Vogel treffe, der tagelang nicht konnte und danach Durchfall hat - falls so etwas ornithologisch möglich ist. Nein, kein zierlicher Zaunkönig, kein adrettes Bachstelzchen, kein hüpfender Sperling. Es muss immer gleich so eine Kuh der Lüfte sein. Zum Glück gibt es in unseren Breitengraden keine Kondore. Doch lassen wir das auf sich beruhen, es ist einfach zu deprimierend. Auf der Hand liegt jedenfalls, dass es sich nicht lohnt, den Wagen nach der Maschinenwäsche noch liebevoll zu polieren, wenn den himmlischen Mächten der Schmuddel-Look meines Autolacks nun einmal besser gefällt. Und dies, obwohl ich, ökologisch korrekt, die meiste Zeit mit dem Fahrrad unterwegs bin. Diese höhere Gerechtigkeit verstehe, wer will. In Sachen Autolack stehe ich kurz vor dem Burn-out. Vielleicht sollte ich mich auf die Reinigung der Scheiben beschränken. Das trägt wenigstens zum Durchblick bei.

Fazit: Sparen wir unsere Energie lieber für die wenigen Dinge, bei denen es wirklich auf die letzten 5 Prozent ankommt. Wir bleiben gesund. Niemand kommt zu Schaden. Und wir gehen weder uns selbst noch unseren Mitmenschen auf die Nerven.

**Mit 95 Prozent Erledigungsgrad sind die meisten zufrieden.
Die restlichen 5 Prozent bis zur Perfektion kosten
noch einmal die gleiche Energie.**

Unser Arbeitspensum sollte unserer aktuellen Belastbarkeit entsprechen. Andernfalls können Körper und Geist auf Dauer nicht im Gleichgewicht bleiben. Hierdurch kann sowohl ein Zustand der *Über*forderung als auch der *Unter*forderung entstehen.

Sehen wir Aufgaben als positive Herausforderungen an, dann wirken sie stimulierend. Dies ist gesundheitsfördernd. Wer eine Sportart oder ein Hobby mit Freude betreibt, kennt solche Gefühle mit Sicherheit. Wir sind voll da, denken an nichts anderes, die Zeit vergeht wie im Fluge - im besten Falle stellt sich sogar der vielgerühmte *Flow* ein, ein Glückszustand, in dem wir buchstäblich so bei der Sache sind, dass wir alles um uns herum vergessen. Wer kleine Kinder einmal beim Spielen beobachtet hat, weiß, wovon die Rede ist.

Halten wir also fest: Eine Stressreaktion ist nicht an sich gesundheitsschädigend. Anregender Stress wirkt beflügelnd und leistungssteigernd und unterstützt unsere Lernprozesse. Mit Angst und einem Gefühl der Überforderung verbundener Stress führt hingegen zu starker Hemmung. Viele Schülerinnen und Schüler können ein Lied hiervon singen.

Kein Organismus hält es unbeschadet aus, längere Zeit in einem erhöhten Anspannungszustand zu verweilen. Überlegen Sie: Auch das bestgewartete Auto ist beständigem Dauervollgas nicht gewachsen - um wie viel weniger dann unser Organismus? Dem die meisten sehr viel weniger Pflege und Wartung gönnen als ihrem PKW.

In den letzten 100 Jahren sind viele Stressoren überhaupt erst entstanden und wirken permanent auf uns ein. Unsere Urgroßeltern kannten weder hektischen, lauten Straßenverkehr, mit all seinen realen Gefahren, noch permanente Erreichbarkeit durch moderne Kommunikationstechnik. Hiobsbotschaften aus fernen Ländern laufen heute binnen Sekunden rund um den Globus und stressen Millionen von Fernsehzuschauern, Radiohörern und Internetnutzern. Früher wurden diese Nachrichten, wenn überhaupt, nur wenigen Menschen bekannt, und dies auch nur mit großem zeitlichen Abstand.

Die Meisten pflegen ihr Auto besser als sich selbst.

Oft verschärfen wir die Situation dann noch dadurch, dass wir zur Stressbewältigung zu vermeintlichen Hilfsmitteln greifen, unseren Körper aber zusätzlich durch Gifte wie Alkohol, Koffein, Drogen, Arzneimittel oder Nikotin schwächen. Sie alle sind als Entspannungshilfen völlig ungeeignet. Verleugnung oder Verdrängung lösen keine Probleme. Vielmehr müssen deren Ursachen verstanden, aktiv angegangen und bereinigt werden.

Im Juni 2012 erschien die Studie „Arbeitsunfähigkeit und psychische Erkrankungen“, die die Bundespsychotherapeutenkammer (BPtK) durchgeführt hat. Sie gibt an, dass die Zahl der Krankschreibungen aufgrund von Stressüberbelastung seit 2004 um 700 Prozent, die Anzahl der betrieblichen Fehltage sogar um beinahe das Doppelte, nämlich fast 1.400 Prozent, angestiegen ist. (BPtK, 2012) Diese Zahlen lassen nicht nur aufhorchen, sondern sind geradezu erschreckend. Nicht von ungefähr hat die Weltgesundheitsorganisation (WHO) Überlastungen durch Stress zu einer der größten Gefahren des 21. Jahrhunderts erklärt! (WHO, 2004)

4. Das Burn-out-Syndrom

Das Endstadium permanent negativ erlebten Stresses ist das sogenannte Burn-out. Es entsteht, wenn die eigene Leistung, die man sich persönlich zu Gute hält, über einen längeren Zeitraum nicht honoriert wird. Mit der Zeit bildet sich eine große Lücke zwischen der inneren Erwartungshaltung und der ausbleibenden Anerkennung. Zunächst äußert sich dies in Aggression und Zynismus, geht über in Passivität und in inneren Rückzug und mündet schließlich in den Zustand, den die englische Bezeichnung so plastisch beschreibt: nämlich buchstäblich „ausgebrannt“ zu sein. Der Begriff wurde 1974 von dem US-amerikanischen Psychoanalytiker Herbert Freudenberger geprägt, der das Thema damit erstmals in die medizinische Forschung einbrachte. (Vgl. Freudenberger, 1983)

Das Burn-out ist auf dem Weg, zu einer wahren Volkskrankheit zu werden. Das Manager Magazin gibt an, dass sich in der Zeit von 2004 bis 2010 die Zahl der betrieblichen Ausfalltage durch Burnout über alle Unternehmen hinweg von rund 8 auf inzwischen 72 pro 1000 Beschäftigte fast verneunfacht hat. Die Kosten hierfür beziffert das Magazin auf rund 27 Milliarden Euro jährlich. (manager magazin, 05/2012; vgl. Der Spiegel, 30/2011)

Man muss weder Psychologe noch Ökonom sein, um neben den persönlichen menschlichen Dramen den wirtschaftlichen wie gesellschaftlichen Unsinn solcher Zustände zu verstehen. Hier ist es dringend geboten, die Rahmenbedingungen, Gepflogenheiten und die Kommunikationskultur in den Firmen zu verbessern. Andernfalls verspielen sie eine Chance, wirtschaftlicher und damit ertragreicher zu arbeiten - und dies zudem bei einem verbesserten Arbeitsklima. Gesunde Mitarbeiter sind nun einmal produktiver. Selbst wenn sie nicht immer die geforderte Leistung bringen. Denn krankgeschrieben bringen sie gar keine Leistung, sondern andere müssen für sie einspringen. Durch die Doppelbelastung werden diese schließlich überfordert - ein fataler Teufelskreislauf entsteht.

Viele merken deutlich zu spät, dass sie von einem Burn-out bedroht sind. Die meisten Angestellten und Führungskräfte haben eine hohe Arbeitsmoral. Sie schämen sich, wenn ihre Leistung gesundheitsbedingt nachlässt. Anstatt sich zu erholen und gemeinsam mit der Firma organisatorisch bessere Lösungen anzustreben, versuchen sie lieber noch eine Schippe draufzulegen. Ein „Indianer" kennt schließlich keinen Schmerz. Wenn sich auf einmal wegen wachsender Angstzustände oder Herzrasen Zweifel einstellen, man könnte vielleicht doch keiner sein, dann drohen die gesundheitlichen Folgen schon mit dem Holzhammer.

Es gibt viele Auslöser, warum das Burn-out in unserer modernen Kommunikationsgesellschaft so beängstigend um sich greift:

Da ist zunächst die rasante Beschleunigung aller Informations- und Kommunikationsprozesse. Sie fördert die Illusion, dass sich auch die Verarbeitung der beförderten Information in ähnlich schneller Weise bewerkstelligen lässt. Der Zeitdruck wächst. Es soll immer mehr in immer weniger Zeit auf die Beine gestellt werden. Ein fataler Irrtum auf Kosten der Kreativität und Gesundheit! Zumal sich die nutzbaren Kommunikationsmedien und -kanäle aller Art gleichfalls beständig vermehren und „gefüttert" werden wollen.

Sodann liegt dies an einem Dauerstress, den wir uns selbst auferlegen: nämlich der vermeintlichen Pflicht, jederzeit - also auch am Feierabend oder in der Freizeit am Wochenende - erreichbar sein zu müssen. Auch dies eine Folge moderner Technik, vornehmlich des Mobiltelefons. Das Schwinden von Privatsphäre treibt vor allem unter den Jüngeren skurrile Blüten. In ihren Geräten vereinen sich beständig gleich mehrere Medienformen (Telefonie, SMS, Internet, Facebook, Twitter, What's App und dergleichen mehr), die sie glauben zeitgleich bedienen zu müssen. Sie schalten buchstäblich nicht mehr ab. Weder ihre Geräte noch sich selbst. Sie fangen sich in selbst gegrabenen Gesundheitsfallen. Die Geräte dürfen sich als technische Alleskönner in der Tat Smartphones nennen (von englisch smart = klug, schlau, technisch elegant). Ob alle Nutzer hingegen so smart sind wie die Technik, darf angesichts mancher Auswüchse bezweifelt werden.

Wir fangen uns in selbst gegrabenen Gesundheitsfallen.

Dieser Gefahr einer permanenten Selbstausbeutung durch ein beständiges „höher, schneller, weiter - billiger" entkommen wir nur mit entsprechender Vorsorge. Sie verlangt Selbstdisziplin und Aufrichtigkeit über unseren persönlichen Kräftehaushalt. Besonders wichtig ist es, dem wechselnden Rhythmus zwischen Anspannung und Entspannung Beachtung zu schenken. Hören Sie in Ihren Körper hinein! Achten Sie auf seine Signale und nehmen Sie diese ernst.

5. Das Bore-out-Syndrom

Im Windschatten des „Ausgebranntseins" entgeht eine zweite stressbedingte Krankheit der öffentlichen Aufmerksamkeit mehr als es der Sache gut tut: Das sogenannte Bore-out-Syndrom. Stress kann nämlich nicht nur von permanenter Überlastung herrühren, sondern auch von ihrem Gegenteil: dauerhafter Unterforderung. In unserer spezialisierten Arbeitswelt können beide Probleme auch leicht aufeinander treffen, zum Beispiel wenn ein Vorgesetzter mit seinen Aufgaben überfordert ist, während eine ihm unterstellte

Arbeitskraft diese gut bewältigen könnte.

Der Chef will sich dies nicht anmerken lassen, weil er Ansehensverlust befürchtet, macht aber logischerweise Fehler. Um diese Schwächen zu verdecken, verhält er sich kurz angebunden oder gar ruppig. Der Mitarbeiter denkt sich seinen Teil und macht Dienst nach Vorschrift. Er bietet seine mögliche Arbeitsleistung gar nicht erst an, sondern beschränkt sich auf das Notwendigste. So leiden beide: Vorgesetzter und Mitarbeiter. Denn die erwünschten und eigentlich realisierbaren Resultate bleiben aus. Für beide entsteht von allen Seiten Legitimationsdruck. Ohne Intervention von außen bestehen kaum Chancen, die Situation dergestalt zu klären, dass beide ihren eigenen Leistungsbeitrag wieder als positiv empfinden können. Der eine wegen Überforderung, der andere wegen Unterforderung.

Die Symptome beider Krankheitsbilder, des Burn-outs wie des Bore-outs, können sehr ähnlich sein, wenngleich sie aus ganz unterschiedlichen Gründen entstehen.

D. Denken und Empfinden

Wie bereits erwähnt, beeinflussen unser Denken und unsere Werte unsere Auffassung von Gesundheit und in der Folge auch deren Zustand sehr stark.

Unser Denken besteht aus logischen Operationen, etwa dem Schlussfolgern vom Allgemeinen auf das Besondere und umgekehrt; dem Erkennen von Gleichheit und Unterschieden; Quantität und Qualität; von Gründen und Zwecken und noch vielen weiteren Vorgängen. So ist die Fähigkeit zur sprachlichen Begriffsbildung und Aufstellung grammatikalischer Regelungen zur sinnvollen Verknüpfung dieser Begriffe eine bedeutende Leistung unseres Gehirns. Im Anschluss an den großen Philosophen Immanuel Kant nennen wir das Vermögen zu all diesen *rational* gesteuerten Denkvorgängen *Verstand.*

Doch damit erschöpft sich unser Denken nicht. Denn es besteht schließlich nicht nur aus logischen Funktionen. Wir besitzen darüber hinaus Vorstellungskraft und Phantasie. Wir sind in der Lage, uns zu erinnern. Wir können uns neben den realen Verhältnissen auch *ideale* vorstellen, das heißt: Wir können *Ideen* hervorbringen. Diese entspringen nach Kants Auffassung unserer *Vernunft*. (Kant, KrV, 1781; Eisler, 1984)

Ideen können unsere reale Vorstellungskraft übersteigen. Niemand kann sich zum Beispiel im Sinne eines logischen Beweises *vorstellen*, wie Gott, die Unsterblichkeit oder die Unendlichkeit aussehen. *Denken* hingegen können wir mit diesen Begriffen. Obgleich abstrakt, können wir aus ihnen zum Beispiel Kraft oder Orientierung gewinnen - wichtige Anker etwa des religiösen Glaubens. Daher ist es sinnvoll, sich auch mit solchen abstrakten Begriffen zu befassen.

Die Vernunft stellt darüber hinaus ethisch-moralische Forderungen an unser Tun. Sie sagt uns, was wir tun sollen und was nicht. Sie ist gewissermaßen die Richterin, unsere innere Stimme, unser Gewissen. Nicht, dass wir immer auf sie hören würden! Sonst gäbe es ja keine Konflikte. Aber ihre Ansprüche spüren wir sehr wohl. Diese lauten zum Beispiel - in Anlehnung an eine Reihe hier nicht näher genannter Vordenker:

Entnimm nicht mehr zu Deinem Gebrauch,
als künftig nachwächst!

Mindere nicht die Chancen kommender
Generationen, sondern mehre sie!

Die Vernunft lenkt unser Tun auf *ethische Grundwerte* hin, zum Beispiel auf die Kostbarkeit, Einzigartigkeit und Schutzbedürftigkeit eines jeden Lebens. Ein Beispiel hierfür gibt Albert Schweitzer in der Zeit des Ersten Weltkriegs mit seiner berühmten Ethik der „Ehrfurcht vor dem Leben“, deren Quintessenz lautet: „Ich bin Leben, das leben will, inmitten von Leben, das leben will.“ (Schweitzer, 2013)

In der Regel wird unser Denken von einer Vielzahl von Werten beeinflusst, die uns mehr oder weniger bewusst sind. Was wir zum Beispiel als Wohlbehagen oder sogar Glück empfinden, ist von individuellen und sozialen Werten und Einstellungen abhängig, ebenso wie von unserer konkreten Lebenssituation.

Allerdings werden wir auch von Werten bestimmt, die wir unkritisch übernehmen und die bei näherem Hinsehen gar keine oder zumindest irreleitende sind. So ist es in unserer Konsumgesellschaft üblich geworden, getrieben von einer gigantischen Werbemaschinerie, nach immer mehr materiellen Dingen zu streben. Kaum haben wir ein neues Digitalfernsehgerät erworben, präsentieren uns Industrie und Werbung bereits die nächste Generation. Und wir lassen uns verleiten Überstunden zu schieben, um das jeweils Neueste kaufen zu können.

Wenn aber unsere grundsätzlichen Lebensbedürfnisse erfüllt sind, dann bewirkt die bloße Mehrung materiellen Besitzes - ein höheres Einkommen, ein stärker motorisiertes Auto, eine wertvolle Uhr, ein edles Ledersofa - nur kurzfristig Wohlgefallen, ohne nachhaltige Steigerung unserer eigentlichen

Lebensqualität. So ähnlich, als ob man auf einer Panoramaterrasse auf der Suche nach dem bequemsten Liegestuhl versäumt die Fernsicht zu genießen. Und wie viele nehmen vor lauter Stühlerücken die schönen Aussichten gar nicht wahr, die ihnen das Leben bieten kann...

Es kommt also darauf an, echte Bedürfnisse von unechten unterscheiden zu lernen. Haben wir wirklich Hunger, kann eine einfache Pellkartoffel mit Butter ein himmlischer Genuss sein. Sind wir hingegen satt, vermittelt uns auch ein raffiniertes Angebot aus dem Feinkostladen kein annähernd gleiches Wohlbehagen. Die Frage lautet also: Was ist uns etwas wert und warum?

Glück und Wohlbehagen sind wertabhängig.

Wie bereits erwähnt gibt es rund 80 orientierende Grundwerte. Sie haben sich im Laufe unserer Geschichte herausgebildet und haben ihren Ursprung in der religiösen, sozialen, philosophisch-ethischen, kulturellen, pädagogischen und wirtschaftlichen Tradition.

Verstöße gegen solche Grundwerte - vor allem, wenn sie für uns persönlich von besonderer Bedeutung sind - verursachen erhebliches Unbehagen. Stellen sie sich eine geschäftliche Verabredung zwischen einem potentiellen Käufer vor, der besonderen Wert auf angemessene Kleidung und Pünktlichkeit legt, und einem nachlässig gekleideten Verkäufer, der auch noch zu spät zur Verabredung erscheint. Glauben Sie, das Geschäft kommt zustande? Wie Computerbauteile in technischem Sinne miteinander kompatibel sein müssen, um zusammen arbeiten zu können, so ist eine solche Verträglichkeit auch in zwischenmenschlicher Hinsicht erforderlich. Hierfür ist es unerlässlich, dass wir uns mit den leitenden Werten unserer Mitmenschen auseinandersetzen.

Unsere Wertvorstellungen wie Schönheitsideale sind kulturell gebunden und unterliegen einem zeitlichen Wandel.

Früher, in Zeiten allgemeinen Nahrungsmangels, war ein Bauch ein Zeichen von Wohlstand, Erfolg und Kraft und zog soziale Achtung nach sich. Heute hingegen, in Zeiten des Nahrungsüberflusses, ist er ein Zeichen von Nachlässigkeit, mangelnder Selbstkontrolle und Genusssucht und kann - vor allem unter Kindern - soziale Ächtung nach sich ziehen.

Insofern ist es wichtig zu erkennen, dass unser Begriff von Gesundheit ein bestimmtes Wertesystem widerspiegelt. Allerdings möchten wir die große Anzahl Übergewichtiger damit nicht zum Exodus in beleibtere Regionen dieser Erde verleiten. Denn auch für diese gelten die allgemeinen gesundheitlichen Regeln, die wir an unseren Fallbeispielen (Kapitel 2) herausarbeiten. Interessant ist aber die Frage, ob unsere sozialen Werte oder aber unsere biologischen Werte die angemessene Richtschnur für eine Beurteilung unseres Gesundheitszustands vorgeben.

Neben diesen - uns mehr oder weniger - bewussten Faktoren hängt unser Denken und Handeln auch von einer Reihe unbewusster Prozesse ab, die lebensnotwendige Tätigkeiten steuern. Zum Beispiel werden arterhaltende Aktionen, wie unser Ess- oder Sexualverhalten, durch entsprechende Hormonausschüttungen in den Belohnungszentren des Gehirns mit angenehmen Gefühlen belohnt. Denn was angenehm ist, ruft nach Wiederholung. Mutter Natur weiß nämlich sehr gut, welche Möhren sie ihren Eselchen vor der Nase herumschwenken muss, um sie auf Trab zu halten.

Unser Verständnis von Gesundheit spiegelt ein bestimmtes Wertesystem wider.

Dieses starke, dennoch oft unbewusste Streben nach Lustgewinn kann leicht in Widerspruch zu unserem bewussten Verhalten geraten. So sagt uns zum Beispiel unser bewusster Verstand, dass der Verzehr einer Tüte Gummibärchen nicht gesund für unseren Körper ist. Unser unbewusster kleiner Teufel aber lässt sich nicht lumpen. Vielmehr zieht er aus der Übertretung des rationalen Verbots sogar noch einen zusätzlichen Lustgewinn und befiehlt sophistisch: „Mampfen! Das Leben ist zu kurz, um sich mit genussfeindlichen

Geboten magersüchtiger Gewissens-Engelein aufzuhalten!“

Es wäre nicht schlecht, wenn sich nun die Vernunft dazwischen schaltet und nach den Motiven unseres kleinen Teufels fragt. Aber vermutlich ist die Tüte dann in vielen Fällen schon leer.

Sie fragen sich vielleicht, was wir von der Erkenntnis haben, dass unser Organismus bewusste und unbewusste Operationen ermöglicht beziehungsweise notwendiger Weise vorhält. Ganz einfach: Die bewussten können wir relativ leicht steuern, wenn wir den *Willen* und die *Einsicht* dazu aufbringen.

Aber wie sieht es mit den unbewussten Prozessen aus? Ist es überhaupt sinnvoll und möglich, in sie einzugreifen? Unsere unbewussten Reflexe zum Beispiel sind in ihrer Schutz- und Steuerungsfunktion lebensnotwendig. Leider können sie uns auch in sehr unangenehme Situationen führen. Oder besser umgekehrt gesagt: Diese natürlichen Reaktionen unseres Nervensystems *dürfen* in bestimmten sozialen Situationen nicht mehr so funktionieren, wie sie es seit Urzeiten erfolgreich getan haben. Sie machen es aber trotzdem.

Denn was über einen Zeitraum von Millionen von Jahren in der wilden Natur überlebenswichtig war, legt man in ein paar Tausend Jahren Zivilisation nun einmal nicht ab wie ein getragenes Hemd. Die Natur arbeitet gründlich. Sie benötigt eine lange, lange Zeit für eine anständige biochemische Anpassung. Diese Zeit haben wir ihr aber nicht gegeben. Das verursacht Stress. Und zwar uns, nicht der Natur.

So ist etwa unser Flucht- und Angriffsreflex noch immer rein hormongesteuert. Die spontane Reaktion in Form der Ausschüttung der Hormone Adrenalin (veranlasst die höchste körperliche Alarmbereitschaft) und Cortisol (veranlasst die Abschaltung unbenötigter Systeme wie Schmerzempfinden, Verdauung etc.) ist schneller als der Kopf! Also ist es mit Denken Essig.

Ein Beispiel: Ihr Chef schreit sie ungerechtfertigt und äußerst rüde an. Zwei Reaktionen sind Ihnen von Natur aus möglich.

Die eine: *Flucht* - Sie rennen aus dem Raum und schlagen die Tür hinter sich zu - und weg ist der Kerl. Die andere: *Angriff* - Sie wenden sich dem Feind zu und schlagen ihn k.o. - und weg ist der Kerl. Damit wäre unser natürlicher Hormonhaushalt zufrieden und die Biochemie wieder mit sich im Reinen. In beiden Fällen ist die Ursache des Ärgers beseitigt.

Glücklicherweise schaltet sich bei uns modernen Menschen nun aber das Denken dazwischen und unterdrückt diese beiden natürlichen Reaktionen von Flucht und Angriff. Was durchaus sinnvoll ist. Wir haben nämlich gelernt, dass es sozial unerwünscht ist, so zu handeln. Denn hinterher stehen wir nicht als Helden, sondern als Angeklagte da. Dann werden wir von der Gesellschaft aussortiert. Obwohl wir nur der Natur in uns gefolgt sind und nicht wahr haben wollten, dass wir deutlich mehr sind als bloße Biochemie.

Sie sehen: Das Wissen um solche unbewusst ablaufenden Prozesse, die uns spontan zum Handeln drängen, ist nicht nur notwendig, sondern in einer komplizierten sozialen Welt mit ihren vielen Spielregeln und Gesetzen sogar überlebensnotwendig. Unsere physische Natur kann in unserer Kultur nicht das alleinige Sagen haben. Hieraus entstehen zahlreiche Konflikte zwischen Körper (Natur), Seele und Geist (Kultur), die uns ernsthaft krank machen können.

Wen wundert es dann noch, dass wir so viele Hemmungen entwickelt haben, die wir mit allerlei Seelen- und Magentröstern zu besänftigen suchen. Zahlreiche Wert- und Handlungskonflikte zwischen unserem Leib und unserer Vernunft sind angelegt und müssen sinnvoll gelöst werden, wenn wir nicht an ihnen erkranken wollen. Wir werden Ihnen einige Wege aufzeigen, diese Probleme in den Griff zu bekommen. Nutzen Sie die Kraft Ihres Denkens! Wir zeigen Ihnen, wie das geht. Und nein, dazu müssen Sie in keine Sekte oder Glaubensgemeinschaft eintreten und auch keinem Guru hinterherlaufen. Vertrauen Sie Ihrem gesunden Urteilsvermögen. Mehr ist nicht nötig.

D. Denken und **Empfinden**

Vielleicht sagen Sie nun: „Alles schön und gut, diese Überlegungen zum Denken. Aber was ist denn eigentlich mit unseren Gefühlen und Stimmungen?“ Es ist schließlich unverkennbar, dass unsere Psyche über unser Wohlbefinden mit entscheidet. Die Psyche (die Bezeichnung kommt aus dem Griechischen und bedeutet Seele) ist ein recht schillernder Begriff. Weder im alltäglichen noch im wissenschaftlichen Sprachgebrauch, weder in der Psychologie noch in der Philosophie besteht Einigkeit, welche Erscheinungen exakt zu unserem Seelenleben gehören und was wir genau unter ihnen zu verstehen haben. Gefühle, Affekte, Emotionen, Stimmungen - sie alle spielen eine wichtige Rolle in unserem Gemüt, auch wenn sie nicht exakt voneinander abzugrenzen sind und - je nach Situation - in einander übergehen können.

Der Philosoph Otto-Friedrich Bollnow versteht die Stimmungen als „unterste Schicht des seelischen Lebens“, als „tragenden Grund der Seele“. Er arbeitet heraus, dass die Stimmungen uns be-stimmen, dass sie also unserem gesamten Seelenleben eine bestimmte Klangfarbe verleihen. Dieser Grund-Ton, dieses Gestimmt-Sein, lässt uns die Welt, die uns begegnet, auf diese jeweils so bestimmte Weise interpretieren. (Bollnow, 1956)

Zum besseren Verständnis spüren Sie bitte nacheinander einmal folgenden beispielhaften Stimmungen nach, die im Deutschen alle auf Variationen des sogenannten Muts (abgeleitet von Gemüt) beruhen: Gleichmut, Schwermut, Missmut, Wehmut und Übermut. Jede dieser Stimmungen schwingt unser gesamtes Empfinden auf ihren bestimmten Grundton ein. Wie uns zu Mute ist, wirkt sich auf unsere Körperhaltung und unseren Gesichtsausdruck aus. Eine übermütige Person hat Körperspannung, verbreitet „Knistern“ um sich herum, wirkt lebendig, ist immer auf dem Sprung, während ein schwermütiger Mensch gerade das Gegenteil hierzu ausstrahlt. (Lersch, 1951; Strasser 1956)

Natürlich gibt es noch sehr viel mehr grundlegende Stimmungen. Um die Sache abzukürzen, merken wir uns, dass die Stimmungen den Grundton unseres Seelenlebens vorgeben. Sie sind Grundzustände und richten sich nicht auf etwas Bestimmtes. Aufs Ganze gesehen können Stimmungen *gehoben* sein, was uns die Welt positiv, chancenreich und entdeckenswert erscheinen lässt. Dann gehen wir ihr offen entgegen. Oder sie können *gedrückt* sein, was zur Folge hat, dass wir uns von unserer Umwelt abschließen, uns abkapseln, uns auf uns selbst zurückziehen. Der Begriff der *Verstimmung* drückt dabei treffend aus, worum es sich handelt: um Dissonanz, Missklang, falsche Töne. Innere Harmonie, als schönes Zusammenklingen aller Instrumente unseres seelischen Orchesters, sieht jedenfalls anders aus.

Im Gegensatz zu den ungerichteten Grundstimmungen sind die Gefühle, als Melodien unseres Seelenlebens, immer auf etwas Bestimmtes gerichtet. So ist Freude die Freude *über* etwas, Liebe die Liebe *zu* jemandem oder Hoffnung die Hoffnung *auf* etwas.

Daher sind sie uns deutlich bewusster als die Stimmungen. Lottospieler verstehen leicht, wovon die Rede ist. Die Vorfreude auf den erhofften Gewinn hebt unsere Stimmung. Unsere Möglichkeiten erscheinen vervielfältigt. Wir erträumen uns Unabhängigkeit aus drückenden Banden und Freiheit zu allen möglichen Unternehmungen. Unser Ansehen wächst, uns schwillt die Spenderbrust, wir aalen uns in den kommenden Annehmlichkeiten, unsere Mundwinkel zeigen nach oben, unsere Schultern sind erhoben, die Haltung straff.

Und dann zieht dieses blinde Stück von Fortuna schon wieder die falschen Zahlen - hol' sie der Teufel! Die Hoffnungen zerstieben, die Pläne zerrinnen, der morgendliche Gang zur Arbeit ruft, die alten Rechnungen drücken wieder - unsere Stimmung schlägt um, die Mundwinkel zeigen abwärts, die Schultern hängen, unsere Haltung erschlafft. Und mit ihr das Bild, das wir abgeben. Wenigstens bis zur nächsten Ziehung der Glückszahlen.

Wir möchten an dieser Stelle keinen Exkurs in die philosophische Anthropologie (Lehre vom Menschen) unternehmen, wenngleich er erhellend wäre. Wichtig ist aber festzuhalten, dass sich unser Seelenleben auf unsere körperliche Verfassung niederschlägt. Jede Stimmung und jedes Gefühl hat hormonelle und muskuläre Folgen - und zwar begrüßenswerte wie weniger erwünschte.

Gefühle wie Stimmungen sind daher auch für unsere Gesundheit von großer Bedeutung. Allerdings können wir sie nicht wirklich aktiv, das heißt absichtsvoll gestalten, da sie Reaktionen auf innerlich oder äußerlich Erlebtes sind. Und Reaktionen sind nun einmal keine Werkzeuge zum aktiven Gebrauch. Sorgen wir also aktiv dafür, dass unser Gemütsleben willkommene Reaktionen zeigen kann.

Führen Sie bitte einen kurzen Test zum Beleg des soeben Gesagten durch: Können Sie sich auf einem Begräbnis in eine lustige Stimmung versetzen? Oder können Sie sich befehlen, jemanden zu lieben? Sind sie in der Lage, auf Knopfdruck glücklich zu sein? Sehen Sie...

Zugegeben: Eine gewisse Fähigkeit zur Selbstbeeinflussung haben wir dennoch. So können wir zum Beispiel gedanklich beeinflussen, ob ein Glas halb leer oder halb voll für uns ist - was sich dann auch auf unsere Gemütslage auswirkt. Wenn wir das Glas als halb voll ansehen, sind wir besserer Stimmung als umgekehrt. Aber niemand wird ein Glas als gut gefüllt bezeichnen können, wenn nur noch ein Tropfen drin ist. Dann würde er nämlich schlichtweg die Realität verleugnen.

Es gibt eine Richtung der Psychologie, die vorwiegend auf diese Fähigkeit zur bewussten Umdeutung der Wirklichkeit setzt. Sie geht davon aus, dass die Wirklichkeit nur in unserem Bewusstsein existiert und wir keinen Beweis ihrer Existenz in Unabhängigkeit von unserem Bewusstsein liefern können. Hieraus wird dann abgeleitet, dass wir es selbst in der Hand haben, wie die Wirklichkeit für uns aussieht. Solchen radikalen Selbstbeeinflussungstechniken, die uns nicht selten für teures Geld weismachen, dass unsere Interpretation des Daseins die einzig wirkliche Realität sei, stehen wir skeptisch gegenüber. Schließlich kratzt es die Eiche im Wald nicht, ob wir denken, dass sie nur ein Bewusstseinskonstrukt ist. Und soweit wir nachprüfen können, steht so manche liebe alte Linde bereits seit vielen Hundert Jahren - also lange bevor sich ein heutiger Zeitgenosse Gedanken darüber machen konnte, ob es den Baum *wirklich* gibt.

Umgekehrt ist durchaus erwiesen, dass es zum Beispiel unserem morgendlichen Befinden auf die Sprünge hilft, wenn wir uns im Spiegel anlächeln. Wenngleich diese Wirkung bei den Autoren dieser Zeilen zunehmend nachlässt. Das mag daran liegen, dass unser morgendliches Spiegelbild nun einmal nicht mehr so taufrisch aussieht wie vor einem Vierteljahrhundert, sondern sich im nahenden Herbste des Lebens die Stoppeln über die abgearbeiteten Furchen ziehen. Doch halt: Ertappt! Sie werden mit uns wehmütig! Vielleicht haben die Befürworter der Selbstbeeinflussung doch mehr Recht, als wir uns eingestehen...

Wie dem auch sei: Wir gehen davon aus, dass unsere echten Gefühle und Stimmungen *Re-aktionen* auf Erlebnisse sind. Daher sollten wir aktiv für positive Erlebnisse sorgen, indem wir die Dinge und Verhältnisse in unserem Leben ändern, die rational nachvollziehbar und dementsprechend gestaltbar sind. Unseren Gefühlen einzuflüstern, sie mögen die bestehenden Verhältnisse für positiv halten, ohne dass diese es wirklich sind, kann keine echte Lösung sein. Schließlich wollen wir uns wirklich besser fühlen und uns nicht nur einbilden, dass es so sei. Unsere Gefühle und Stimmungen mögen also selbst „entscheiden", ob sie das Ergebnis unserer aktiven Bemühungen für annehmbar halten. Nur so bleiben sie authentisch - und wir mit ihnen! Sie bilden das allseits bekannte *Bauchgefühl*, diesen unbewussten Schatz aus Wissen, Erfahrungen, Ahnungen und emotionaler Intelligenz. Vertrauen sie ihm. Aber versuchen Sie nicht, es zu manipulieren. Wer dies versucht, beraubt es seiner Stärken. Diese Überlegungen sollten aber niemanden davon abhalten, sich und anderen den Alltag mit einem Lächeln zu erleichtern!

**Vertrauen Sie Ihrem Bauchgefühl -
es ist ein unbewusster Schatz aus Wissen,
Erfahrungen, Ahnungen und emotionaler Intelligenz.**

E. Kontrollieren

Mitglieder einer arabischen Königsfamilie kommen schon seit Jahrzehnten für einige Wochen ins schöne Wiesbaden, um sich in der dort ansässigen Deutschen Klinik für Diagnostik nach allen Regeln der ärztlichen Kunst und dem modernsten Stand der Technik durchchecken zu lassen. In der Tat - ein zielführendes Modell, bei dem man ziemlich sicher sein kann, alles Menschenmögliche für seine gesundheitliche Standortbestimmung getan zu haben. Wenigstens dann, wenn man adäquate Erdölreserven zur Begleichung der entstehenden Rechnungen für die ärztliche Diagnostik besitzt.

Wir gehen aber davon aus, dass dies für 99 Prozent unserer Leserinnen und Leser nicht zutrifft. Bevor Sie nun in ihrem Vorgarten oder dem benachbarten Spielplatz verzweifelt anfangen nach Öl zu bohren, können wir Sie beruhigen: Nicht alle, aber viele wichtige Werte, die Ihren persönlichen Gesundheitsstatus anzeigen, können Sie selbst messen und kontrollieren.

Die rasante Entwicklung der modernen Medizintechnik hat in den letzten Jahren zu eindrucksvollen neuen Diagnoseverfahren geführt. Sie können uns Patienten von großem Nutzen sein, können uns aber auch in falscher Sicherheit wiegen. In Einzelfällen sind befundlose Check-ups der Gesundheit sogar abträglich. Zum einen nämlich, wenn sie quasi als Freibrief zur Fortführung eines risikoreichen Lebenswandels angesehen werden und einige Jahre später doch eine Erkrankung ausbricht. Zum anderen, wenn mit ihnen unnötige gesundheitliche Belastungen verbunden sind, wie dies etwa bei diversen Röntgenverfahren oder invasiven Eingriffen der Fall ist.

Darüber hinaus ist immer wieder von Fällen zu hören, in denen ein Patient gründlich untersucht worden ist, doch nur wenig später erleidet er einen Herzinfarkt. Herz-Ultraschall, Belastungs-Elektrokardiogramm (EKG) und Blutuntersuchungen wurden durchgeführt, und dem Patienten wurde nach Abschluss aller Tests nach bestem Wissen und Gewissen mitgeteilt, er sei herzgesund. Wie sind solche Fehlurteile bei Vorsorgeuntersuchungen möglich und wie sinnvoll sind diese Untersuchungen dann überhaupt?

Betrachten wir einen Fall aus unserer ärztlichen Praxis: Zum Zeitpunkt der Untersuchung war der Patient beschwerdefrei. Ablagerungen in den Gefäßen waren zwar vorhanden, aber eben nur in so geringer Menge, dass genügend Blut durch die Herzkranzgefäße fließen konnte. Erst ab einem Verengungsgrad von 50 bis 70 Prozent kann der untersuchende Arzt im EKG unter Belastung Veränderungen sehen. Auch im Ultraschall des Herzens kann er Kalkablagerungen in den Kranzgefäßen nicht erkennen. Die Gerätediagnostik alleine hat also nur eine begrenzte Aussagekraft.

Die Akutsituation eines Herzinfarktes ist nicht die Folge einer kontinuierlichen Querschnittsreduktion durch zunehmende Ablagerungen in den versorgenden Kranzgefäßen des Herzens, wie bei einem sich zusetzenden Abflussrohr. Sondern der Infarkt entsteht, wenn Blutplättchen (Thrombozyten) an Gefäßwandveränderungen anhaften und Gerinnungsprozesse auslösen, die schließlich zum Gefäßverschluss führen. Daher können auch Ablagerungen (sogenannte Plaques), die den Gefäßquerschnitt nur wenig reduzieren, gefährlich werden, denn sie können diese Gerinnungsprozesse jederzeit auslösen. Wer also sein persönliches Infarktrisiko so klein wie möglich halten möchte, sollte vermeiden, was die Entstehung dieser arteriosklerotischen Prozesse begünstigt. Auf die Arteriosklerose als häufigste Todesursache gehen wir im Folgenden noch ein.

Das Fatale an unserem Lebensstil und Gesundheitssystem ist, dass wir zumeist erst dann aktiv werden, wenn das Schadensereignis bereits eingetreten ist. Die bei uns übliche „Ver-Sorgung“ (nicht Vor-Sorge!) setzt daher logisch gesehen viel zu spät ein. Eine Schädigung ist bereits eingetreten und nun muss Schlimmeres verhindert werden.

Am Beispiel der *koronaren* Herzerkrankung, also der arteriosklerotischen Schädigung der Herzkranzgefäße, verdeutlichen wir die üblichen drei Arten der Prävention, die sinnvollerweise in umgekehrter Reihenfolge ablaufen müssten:

1. Schadensbegrenzung

Hat ein Patient einen Herzinfarkt erlitten, kann sich die medizinische Betreuung nur noch um Schadensbegrenzung bemühen. Therapieziel ist es, das Fortschreiten der Erkrankung zu bremsen und einen Zweitinfarkt zu verhindern. Dies erfolgt in der Regel auf operativem Wege und/oder medikamentös.

2. Schadensfrüherkennung

Ziel der Schadensfrüherkennung ist das Erkennen einer Krankheit, die noch keinerlei Beschwerden verursacht, die aber bereits vorhanden ist und das Potential für ein Schadensereignis in sich trägt.

Das diagnostische Problem beim Beispiel einer koronaren Herzerkrankung besteht darin, dass die EKG-Diagnostik nicht ausreichend sensibel ist. Deshalb bedient sich die Medizin zusätzlich sogenannter Risiko-Scores, wie dem *Procamrechner*, der das Herzinfarktrisiko berechnet. (Assmann et al., 2002)

Der aktuelle „Goldstandard" zur Erkennung von Gefäßwandveränderungen bei erwiesener koronarer Herzerkrankung ist eine Herzkatheter-Untersuchung. Hierbei wird die Leistenarterie punktiert, ein kleiner Plastikkatheter eingeführt, der vorsichtig bis zum Herzen vorgeschoben wird. Dort können dann mittels Kontrastmittelgabe durch den Katheter und Röntgendurchleuchtung die Herzkranzarterien dargestellt werden. Allerdings ist eine Herzkatheteruntersuchung nicht frei von Risiken und zudem sehr aufwändig und teuer. Als reine Vorsorgeuntersuchung kommt sie daher nicht in Frage, sondern sie wird nur bei entsprechendem Anlass (Indikation) eingesetzt.

Seit kurzem gibt es die Möglichkeit, mittels einer besonders schnellen Cardio-Computer-Tomographie die Kalklast der Herzkranzgefäße festzustellen. Doch diese Untersuchungen sind mit einer Strahlenbelastung verbunden und ebenfalls recht teuer. Auch sie sind somit als präventivmedizinische

Reihenuntersuchung für das öffentliche Gesundheitswesen schlicht und einfach nicht bezahlbar. Auf dem freien Markt werden solche Untersuchungen aber als privatärztliche Leistung angeboten.

Bei allem medizinischen Aufwand, der heute für sinnvolle (und weniger sinnvolle) Untersuchungen betrieben werden kann, gerät eine Tatsache leicht aus dem Blickfeld. Und diese möchten wir Ihnen mit unserem Buch **Sich wohl fühlen** nachhaltig ins Bewusstsein rufen: Was nützt das professionellste Check-up, das mögliche Gesundheitsrisiken aufdeckt, wenn sich danach nichts an einer risikoreichen Lebensführung ändert?

Und umgekehrt: Wenn mit einfachen Maßnahmen bereits zahlreichen Risiken wirksam begegnet werden kann oder sie mit hoher Wahrscheinlichkeit sogar ausgeschlossen werden können, warum muss dann mit medizinischen „Kanonen“ auf vermeidbare Probleme geschossen werden?

Was nützt das professionellste Check-up, wenn sich danach nichts an einer risikoreichen Lebensführung ändert?

Es wird immer Diskussionen darüber geben, welche Untersuchungen sinnvoll sind und auch als kassenärztliche Leistung bezahlt werden sollten. Dabei ist offensichtlich, dass unser finanziell ausgereiztes Gesundheitswesen niemals alle denkbaren Untersuchungen für die Mehrzahl der Bürger wird übernehmen können - mögen sie im Einzelfall auch noch so sinnvoll sein.

Da immer mehr und differenziertere Behandlungsmethoden und Arzneimittel entwickelt werden und es wahrscheinlich immer mehr Kranke geben wird, ist zu erwarten, dass die finanziellen Ressourcen für umfangreiche Präventionsdiagnostik zunehmend schwinden werden.

Bleibt die Frage: Gibt es einen gangbaren dritten Weg (besser gesagt ersten Weg!), diese Situation entscheidend zu verbessern? In der Tat, es gibt ihn! Er nennt sich:

3. Schadensvermeidung

Mit dem Ziel, den Eintritt des Schadensereignisses gänzlich zu vermeiden, etabliert man sinnvoller Weise einen Lebensstil, der das Erkrankungsrisiko so gering wie möglich hält. Auf diesem präventiv-medizinischen Königsweg werden Maßnahmen ergriffen, die den Gesunden möglichst lange gesund erhalten sollen. Logischerweise ist diese Präventionsart die effizienteste und letztlich - sowohl privat wie unternehmerisch als auch gesamtgesellschaftlich gesehen - kostengünstigste.

Nun dürfen Sie dreimal raten, welchen Weg wir hier zusammen mit Ihnen, unseren Leserinnen und Lesern, einschlagen möchten...

Medizintechnik und Pharmaindustrie verdienen an den Folgen unserer Passivität.

Dieser Weg erfordert Verantwortlichkeit und Sensibilität für die eigene Gesundheit. Wir haben es uns allzu sehr angewöhnt, die Verantwortung für unsere Gesundheit anderen zu übertragen. Die Hersteller teurer Medizintechnik und die Pharmaindustrie freuen sich darüber und verdienen an den Folgen unserer Passivität.

II. „Seuchen“ des 21. Jahrhunderts - Fallbeispiele

Liebe Leserinnen und Leser | In unseren folgenden, persönlich erlebten Fallbeispielen stellen wir Ihnen einige ernsthafte Erkrankungen vor, die wir mit entsprechender Vorsorge in der Mehrzahl der Fälle für vermeidbar halten.

Aber man kann es gar nicht oft genug sagen: Die medizinische Behandlung und Betreuung kommt in der Regel erst dann zur Anwendung, wenn das Kind bereits in den Brunnen gefallen ist - so auch in den folgenden Fallbeispielen. Sehr viel sinnvoller wäre es doch zu verhindern, dass es überhaupt hineinfällt.

Sollten Sie sich bei dem einen oder anderen Fall, beim einen oder anderen Symptom selbst wiedererkennen, dann aber hurtig! Sie haben wenig zu verlieren, aber viel zu gewinnen. Denn wie heißt es so schön:

**„Gesundheit ist nicht alles.
Aber ohne Gesundheit ist alles nichts“.**

A. „Plötzlich und unerwartet..." - Herzinfarkt

Morgens früh um 04:30 Uhr wacht der 45-jährige Werner L. auf und bemerkt einen drückenden Schmerz in der Brust. Der Hund liegt nicht auf ihm, sondern brav neben dem Bett. Er versucht nochmals einzuschlafen. Aber der Schmerz hat etwas dagegen. Beim Frühstücken werden die Beschwerden schlimmer. Werner verspürt zusätzlich Luftnot und nimmt ein Herzstolpern wahr. Nein, das können keine Frühlingsgefühle sein. Erstens ist es November und zweitens ist er schon seit 20 Jahren verheiratet. Also Panikgefühle. Werner ist kreideweiß, seine Frau ruft umgehend den Rettungsdienst an.

Schon beim ersten EKG werden infarkt-typische Veränderungen der Stromkurve erkannt. Es folgt die Notfalleinweisung ins nächstgelegene Katheterlabor. Dort wird sofort eine Herzkatheter-Untersuchung (Koronarangiographie) durchgeführt. Ergebnis: Gefäßverschluss. Die Diagnose „Akuter Herzinfarkt" steht.

Das verschlossene Gefäß wird geweitet und mit einem sogenannten Stent versorgt, eine ähnliche Vorkehrung wie die Tunnel-Abstrebungen beim Straßenbau. Für ein kleines Muskelareal im Bereich der Herzhinterwand unseres Patienten kommt diese Maßnahme zu spät - es hat bereits den Dienst quittiert. Glücklicherweise ist dieser Gewebeverlust klein und geht nur mit einem geringen Leistungsverlust des Herzens einher. Anschließend rückt unser überraschter Werner für einige Wochen in die Reha-Abteilung einer Herzklinik ein, um sich mit seiner Pumpe wieder auf guten Fuß zu stellen.

Auch wenn Werner es zunächst nicht wahrhaben will, muss er bei ehrlicher Betrachtung der Sachlage gestehen, dass der Infarkt kein Feldzug missgünstiger Schicksalsmächte gegen einen Unschuldigen war. Sein Hausarzt hatte ihn darauf hingewiesen, dass sein beruflicher Stress, 20 Jahre Rauchen, ein erhöhter Cholesterinspiegel und ein zu hoher Blutdruck nicht die ganz richtigen Vorzeichen seien, um auf gesundem Wege 120 Jahre alt werden zu können. Seinem Idealgewicht war Werner schon seit Jahren „entwachsen". Ausreichend Bewegung verträgt sich nicht mit dem Kampf um ausgedehnte

Bürozeiten. Immerhin wusste er im Freundeskreis noch so manch schöne Anekdote aus seiner aktiven sportlichen Zeit zu erzählen. Doch leider nährt sich nur der Geist von gesunden Erinnerungen, nicht der Körper.

Alles in allem hatte Werner trotz des Infarktereignisses noch Glück im Unglück. Der infarktbedingte Pumpverlust seines Herzens war klein und es traten anschließend auch keine Komplikationen auf. Das ist keinesfalls selbstverständlich, denn in Deutschland erleiden jährlich rund 300.000 Menschen einen Herzinfarkt. Jeder dritte Betroffene hat vor dem Ereignis keinerlei Herzbeschwerden. Im Jahr 2011 verstarben über 55.000 Personen an einem Herzinfarkt, davon 55,6 Prozent Männer und 44,4 Prozent Frauen. (Statistisches Bundesamt, 2012; Herzstiftung)

Liebe aktuelle und potentielle Herzkranke: Denken Sie bitte nach! Es verbietet sich schlechthin, weiterhin russisches Roulette in Form eines risikobehafteten Lebenswandels zu spielen. Unser Leben ist zwar endlich, aber wir müssen diesem Ende ja nicht noch entgegeneilen. Schließlich sind wir später noch lange genug tot.

Die sogenannte Arteriosklerose ist der Auslöser für Herzinfarkte und Schlaganfälle. Betrachten wir kurz, womit wir es hier zu tun haben.

Im Verlauf der schleichenden Entwicklung von Arteriosklerose dringen im Blut befindliche Stoffe wie beispielsweise Cholesterine in die Gefäßwand ein. Dieser Vorgang hat die Einwanderung von Fresszellen (sogenannten Macrophagen) zur Folge und löst einen Entzündungsprozess aus. Mit der Zeit entstehen die bereits erwähnten *Plaques*. Diese entstehen, je nach persönlichem Risikoprofil, mehr oder weniger schnell. Sie werden in der Regel erst bemerkt, wenn in den zu versorgenden Organen und Geweben nicht mehr genügend Blut ankommt.

Die meisten Menschen entwickeln im Laufe ihres Lebens arteriosklerotische Veränderungen. Bei gesunder Lebensweise entsteht die Arteriosklerose jedoch nur sehr langsam. Zur Krankheit wird sie erst durch Faktoren, die ihren natürlichen Verlauf beschleunigen. Oder umgekehrt: Frühzeitig auftretende arteriosklerotische Veränderungen sind das Ergebnis einer ungesunden Lebensführung. Man schätzt, dass 80 Prozent aller Herz-Kreislauf-Erkrankungen durch falsche Lebensweise verursacht werden. (Willett, 2002)

Lassen Sie sich diese 80 Prozent einmal in Ruhe durch den Kopf gehen! Unter ihnen jede Menge Menschen, die Glück und Gesundheit bei Geistheilern, astrologischen Befragungen, Feng Shui-Beratungen, Tarot-Kartenlegen oder dergleichen mehr oder weniger esoterischen Betätigungen suchen. Dabei wäre es so einfach...

Neben dem Herzinfarkt gibt es zwei weitere, häufig auftretende Erkrankungen, die auf Arteriosklerose zurückzuführen sind:

Zum einen ist dies die sogenannte periphere arterielle Verschlusskrankheit (pAVK). Hier liegt eine chronische Gefäß-Einengung oder ein Verschluss im Bereich der Becken- und Beinarterien vor. Etwa 2,2 Prozent aller Männer und 1,8 Prozent aller Frauen sind von dieser Krankheit betroffen. Diese Prozentzahlen hören sich zunächst einmal nicht alarmierend an. In absoluten Zahlen bedeutet dies aber, dass in Deutschland im Jahr mehrere Zehntausend Amputationen vorgenommen werden müssen. Stellen Sie sich einmal eine Stadt mit 60.000 Menschen vor, in der jeder Einwohner nur ein Bein hat. (DGA, 2008)

Die große Mehrzahl dieser Patienten sind Raucher oder Zuckerkranke. Patienten mit einer pAVK entwickeln häufig gleichzeitig eine koronare Herzerkrankung (> 50 %) und/oder Durchblutungsstörungen des Gehirns. Aus diesem Grund ist ihre Lebenserwartung zwischen 10 und 15 Jahren geringer als die der übrigen Bevölkerung. (Vgl. BMJ, 2004)

Die zweite, direkt auf die Arteriosklerose zurückgehende Krankheit ist der *Schlaganfall* (Apoplex). Er stellt die häufigste Invaliditätsursache dar. Die Risikofaktoren für einen Schlaganfall sind die gleichen wie für einen Herzinfarkt. Allerdings tritt der Schlaganfall in der Regel später auf als der Herzinfarkt, 80 Prozent der Betroffenen sind über 60 Jahre alt. Bei Männern stellte der Schlaganfall im Jahr 2011 mit 1,9 Prozent die zehnthäufigste Todesursache dar, bei Frauen mit 3,1 Prozent sogar die siebthäufigste. Etwa 260.000 Personen pro Jahr erleiden erstmals einen Schlaganfall. (Statistisches Bundesamt)

Betrachten wir uns die Risikofaktoren für die bedrohlichen arteriosklerotischen Erkrankungen näher. Eine der weltweit am längsten und gründlichsten durchgeführten Studien zu diesem wichtigen Thema ist die sogenannte Framingham-Untersuchung:

In den USA begann man 1948 die Bewohner der Stadt Framingham systematisch auf Risiken der koronaren Herzerkrankung zu untersuchen, die damals die häufigste Todesursache in den Vereinigten Staaten darstellte. Die Framingham-Studie erstreckte sich über mehrere Jahrzehnte und gilt noch heute als eine der wichtigsten Medizinstudien überhaupt. Aus den Ergebnissen konnten wichtige Rückschlüsse über Herz-Kreislauf-Risikofaktoren gezogen werden. Dank der Ergebnisse der Studie gelten heute als Risikofaktoren für arteriosklerotische Erkrankungen wie Herzinfarkt und Schlaganfall folgende Befunde:

- Bluthochdruck
- Übergewicht
- Erhöhter Cholesterinspiegel
- Diabetes
- Rauchen
- Stress
- Bewegungsmangel
- familiäre Veranlagung

Der Mensch ist biologisch gesehen so alt wie sein Herz und sein Kreislauf. Dies ist der Grund, warum manche Fünfzigjährige schon aussehen wie ihre eigenen Großeltern. Wer aber weder das Schönheitsideal noch die Widerstandskraft eines Keith Richard oder Ozzy Osbourne hat – beide Rockstars sind für ihren verschleißenden Lebensstil berüchtigt - sollte Herz-Kreislauf-Erkrankungen vorbeugen. Wir dürfen nämlich getrost davon ausgehen, dass der Teufel keine allzu vielen Ausnahmen vom natürlichen Verfallsdatum zulässt. Vermutlich nur, wenn ihm die Musik gefällt. Aber schließlich kann ja nicht jeder Rockstar sein.

Daher sind nicht Alkohol und Drogen, sondern ist Sport bei allen Formen von Herzerkrankungen die beste Medizin. Nahezu alle Risikofaktoren für Arteriosklerose werden mit körperlicher Bewegung gebessert und das Fortschreiten der Erkrankung wird mit hoher Wahrscheinlichkeit verlangsamt.

Beginnt man mit einem regelmäßigen Ausdauertraining, verbessern sich die Fließeigenschaften des Blutes. Es kann dadurch leichter durch die Adern fließen. Insgesamt verringert sich das Risiko für die Entstehung eines Blutpfropfens (Thrombus) deutlich.

Körperliches Training hilft zudem, Übergewicht abzubauen. Für Übergewicht werden Sie nicht nur am Gepäckschalter des Flughafens zur Kasse gebeten, sondern auch bei Ihrer Gesundheitsprognose. Es ist ein erheblicher Risikofaktor für Arteriosklerose. Ein zu hohes Gewicht verstärkt zudem Risikofaktoren wie hohen Blutdruck oder Diabetes mellitus. Die gute Nachricht: Sie können diesem Risiko weglaufen. Und zwar buchstäblich. So auch Werner L.: Er begann mit Lauftraining, nahm an Volksläufen teil, gleichzeitig stellte er seine Ernährung auf überwiegend mediterrane Kost um und verlor fast 20 kg Körpergewicht; seine Blutfettwerte besserten sich deutlich und die Blutdrucktabletten konnten abgesetzt werden. Dennoch hat ihn das mit Todesängsten verbundene Infarktereignis so stark belastet, dass er sich vorübergehend in psychologische Behandlung begeben musste.

B. „Aus den Fugen…“ - Diabetes

Der Heizungsbauer Michael H. stellte sich in der Praxis seines Hausarztes vor und äußert den Verdacht, dass er an Diabetes leide. Er berichtet über ständige Müdigkeit, Hautreizungen und Durst. Mit Tränen in den Augen merkt er an, welche Angst er vor dieser Krankheit habe. Seine zuckerkranke Mutter sei mit 65 Jahren bereits fast erblindet und im letzten Jahr habe man ihr den rechten Unterschenkel amputieren müssen.

Michael ist 42 Jahre alt, 175 cm groß und wiegt 111 kg. Er ernährt sich hauptsächlich von Fast Food, genießt jeden Abend seine heißgeliebten 1-2 Flaschen Weizenbier. Während des Tages am Arbeitsplatz trinkt er 1 Liter Coca Cola, manchmal auch mehr.

Die veranlasste Labordiagnostik bestätigt die Verdachtsdiagnose: Diabetes mellitus Typ II. Höchste Zeit zu handeln! Der Hausarzt stellt Michael zwei Aufgaben: Er soll auf Cola und überhaupt flüssige Kohlenhydrate vollständig verzichten und viermal in der Woche einen halbstündigen Spaziergang machen.

Einige Tage später stellt sich Maike S. in der Sprechstunde vor. Sie steht kurz vor dem Abitur und plant, Lehrerin mit den Fächern Sport und Biologie zu werden. Maike hat ihr Leben lang Sport getrieben. Sie war lange aktive Leichtathletin, spielt nun Fußball in der Landesliga und trainiert fleißig für die Sportprüfung im Abitur. Seit einigen Wochen fühlt sie sich häufig schwach und hat ständig Durst. Beim Fußballtraining musste Maike schon mehrfach frühzeitig abbrechen. Innerhalb weniger Wochen hat sie 5 Kilogramm abgenommen, was sie zunächst dem Sport zuschrieb. Im Unterricht kann sie sich nur schwer konzentrieren und leidet oft unter Kopfschmerzen. Die Blutuntersuchung ergibt, dass Maike gleichfalls unter Diabetes mellitus leidet - allerdings Typ I.

Beide Krankenakten zeigen, welch unterschiedliche Ausprägungen und Verläufe die Stoffwechselkrankheit Diabetes annehmen kann.

Michael hat es tatsächlich geschafft, auf Cola zu verzichten. Am Tag trinkt er nur noch Wasser, selbst sein geliebtes Weizenbier trinkt er nicht mehr jeden Abend. Auch die Spaziergänge absolviert er. Dabei verbindet er das Nützliche mit dem Angenehmen, denn er führt jeden Abend den Hund einer älteren Nachbarin aus, die sich bei einem Fahrradsturz den Oberschenkelhalsknochen gebrochen hat. Ihr Labrador springt freudig um Michael herum und trägt viel zur Kurzweil des Spaziergangs bei. Michael hat in 6 Monaten ganze 15 kg Gewicht abgenommen. Seine Laborwerte sind nun wieder im Normbereich. Seine „Labradorwerte" sogar deutlich im Plus.

Maike S. hat ihr Abitur mit guten Noten abgelegt und inzwischen mit dem Studium begonnen. Sie war in der Diabetesklinik zur Schulung, denn sie muss zeitlebens Insulin spritzen. Bei ihrem Diabetes-Typ I sind die Insulin produzierenden Zellen der Bauchspeicheldrüse zerstört, meist infolge einer Autoimmunreaktion, die vermutlich von einer genetischen Veranlagung her rührt und nicht von falscher Ernährung. Der Körper vermag daher den Blutzuckerspiegel nicht selbst zu regulieren. Deshalb ist es erforderlich, das Insulin durch Spritzen zuzuführen.

Ganz anders die Situation beim Typ II-Diabetes, der bei Michael vorliegt. Hier reagieren die Körperzellen nicht auf Insulin, weil die Zuckerspeicher der Zellen vollständig gefüllt sind. Zum Schutz vor einer Überzuckerung reduzieren die Zellen die Andockstellen (Rezeptoren) für das Insulin. Der Blutzuckerspiegel bleibt hoch und als Reaktion darauf wird anfangs noch mehr Insulin produziert. Im Verlauf der Krankheit werden die Zellen gegenüber dem Insulin aber immer unsensibler. Die überanstrengten Zellen der Bauchspeicheldrüse brennen aus und stellen immer weniger Insulin her, bis schließlich die Produktion ganz versiegt. Der hohe Zuckergehalt im Blut gefährdet die Augen, Nieren, Nerven und Gefäße. Deshalb ist das Herzinfarkt- und Schlaganfallrisiko bei Diabetikern zwei bis vier Mal so hoch wie bei Gesunden.

Der direkte Zusammenhang zwischen Stoffwechselvorgängen und dem Auftreten von Herz- Kreislauferkrankungen ist seit langem bekannt. Erst in den letzten Jahren rückte allerdings die wichtige Funktion des Bauchfetts in den Fokus der Aufmerksamkeit. Leider ist das Bauchfett kein lediglich funktionsloser Energiespeicher, sondern wirkt als Hormondrüse, die verschiedene Botenstoffe mit ungünstigen Wirkungen auf den Stoffwechsel produziert. Dies hat zum Beispiel Bluthochdruck (Hypertonie) ebenso wie erhöhte Blutzuckerspiegel (Diabetes Typ 2) zur Folge.

Der Umfang des Bauches an seiner dicksten Stelle dient daher nicht nur als Richtgröße für Übergewicht. Er stellt zudem einen einfach bestimmbaren Risikofaktor und eine wichtige Kenngröße für eine Stoffwechselstörung (das sogenannte *metabolische Syndrom*) dar. (Siegenthaler, 2006) Gemäß internationaler Richtlinien (International Diabetes Foundation, 2005) liegt dann ein metabolisches Syndrom vor, wenn neben einem erhöhten Bauchumfang (Männer >102 cm; Frauen >88 cm) mindestens zwei der folgenden vier Grenzwerte überschritten sind:

Blutdruck	> 130/85 mmHG
Nüchternblutzucker	> 100 mg/dl
HDL-Cholesterin	< 40 mg/dl
Triglyceride	> 150 mg/dl

Studien - wie die im vorangegangenen Fallbeispiel erwähnte Framingham-Studie - haben gezeigt, dass die Überschreitung der genannten Grenzwerte das Risiko, eine Herz-Kreislaufkrankheit zu bekommen, drastisch erhöht.

Um das Gesamtrisiko richtig zu beurteilen, dürfen aber die einzelnen Risikofaktoren nicht einfach addiert werden. Vielmehr ist zu beachten, dass sie in Wechselwirkung miteinander treten und sich gegenseitig verstärken. Sie multiplizieren sich also, was das Gesamtrisiko unter Umständen gefährlich ansteigen lässt.

Beispiel: Der alleinige Anstieg des Cholesterins von normalen 100 mg/dl auf 200 mg/dl führt fast zu einer Vervierfachung des Herzinfarktrisikos.

Sind bei dem gleichen Patienten darüber hinaus Blutdruck und Blutzucker erhöht, steigt das Risiko auf das Zehnfache. Wird zudem geraucht, erhöht sich das Risiko auf das Zwanzigfache. (Procam-Rechner)

Risikofaktoren addieren sich nicht,
sondern sie multiplizieren sich!

Will man das Gesamtrisiko wirksam reduzieren, sollten möglichst viele der vorliegenden Risikofaktoren erkannt und schrittweise verringert werden. So wird das Übel an der Wurzel gepackt. Genau das hat unser Patient Michael getan. Er hat sich mehr bewegt und dadurch mehr Zucker muskulär verbrannt und zudem die Zuckerzufuhr deutlich gedrosselt. Frau Nachbars Labrador nimmt es dankend zur Kenntnis: Ist das Herrchen gesund, freut sich der Hund.

C. „Aus dem Lot..." - Rückenleiden

Der 46 Jahre alte Klaus Z. arbeitet als Vertriebsleiter im Außendienst. Bei der Betreuung seiner Kunden kommt er auf jährliche Fahrleistungen von 60.000 km und mehr. Oft kommt der Vater zweier Kinder erst spät abends nach Hause. Zeit für sportliche Betätigungen findet der frühere Fußballer nicht mehr. Diese Sportabstinenz und die vielen Geschäftsessen haben über die Jahre zu einer stetigen Gewichtszunahme geführt. Vor einigen Monaten überschritt der 1,80 m große Mann auf der Waage die 100 kg-Marke. „Wie eine gute Aktie - jedes Jahr 5 Prozent Zuwachs", witzelt er über sich selbst. „Pass nur auf, dass Du Deine Füße noch siehst", entgegnet seine Frau lapidar.

Klaus hat seit Jahren gelegentlich auftretende Rückenschmerzen. Vor neun Jahren verspürte er erstmals einen stechenden Schmerz im linken Bein, als er einen schweren Trolley aus dem Kofferraum seines Wagens hob.

Er wurde einige Tage in einer neurologischen Klinik behandelt. Mittels einer Kernspintomographie konnte ein Bandscheibenvorfall ausgeschlossen werden. Als Ursache der Beschwerden wurde eine Gelenkblockade mit Muskelhartspann diagnostiziert.

Damals half Klaus eine konservative Therapie mit Reizstrom, Fangopackungen sowie schmerzlindernden und muskelentspannenden Medikamenten. Die Ursache hingegen wurde nicht angegangen, weil Klaus die nachfolgenden Termine beim Krankengymnasten zur Stärkung seiner Rückenmuskulatur nicht wahrnahm. Er hatte ja vermeintlich keine Beschwerden mehr und ging deshalb zur gewohnten Tagesordnung über.

Eines schönen Morgens bückt er sich, um sich die Schuhe zu binden. Er dreht sich beim Aufrichten zu seiner Frau um, weil er ihr etwas sagen möchte, aber dazu kommt es nicht mehr. Auf halber Strecke schießt ihm ein Schmerz wie von einem Starkstromschlag ins linke Bein, der so heftig ist, dass er einen unwillkürlichen Schrei ausstößt. Er stützt sich so gut es geht ab und japst nach Luft. Hinstellen kann er sich nicht. In Zeitlupe schlurft er zu einem Stuhl, lässt sich mit schmerzverzerrtem Gesicht nieder und nimmt eine Schonhaltung ein. Er spürt seinen linken Fuß nicht mehr.

Der Schmerz ist so stark, dass seine Frau den Notarzt ruft, der ihn per Krankentransport mit der Verdachtsdiagnose eines akuten Bandscheibenvorfalls in die Klinik einweist. Dort wird mittels Kernspintomographie ein Bandscheibenvorfall in der Höhe der Wirbel LWK 4/5 festgestellt und wegen der Ausfallerscheinungen im Fuß die sofortige Operation angesetzt. Die Nerven können dadurch von dem Druck befreit werden. Nach der Operation bestehen die Schmerzen im Bein zum Glück nicht mehr. Auch die Schwäche im Fuß bessert sich deutlich, nur das Taubheitsgefühl ist noch vorhanden.

Die Zeit der Arbeitsunfähigkeit nach der Operation beträgt 10 Wochen. Klaus wird eine stationäre Reha-Maßnahme verschrieben. Diesmal nimmt er die Sache ernst und rückt in eine Spezialklinik für Wirbelsäulenschäden in der Nähe seines Wohnorts ein. Die nächsten Wochen werden kein Zuckerschlecken. Hatte er noch vage angenommen, dass ihn ein paar nette Wellness-Wochen erwarten, sieht er sich rasch eines Besseren belehrt. Einzelbehandlungen und Gruppensitzungen stehen an. Tägliche Krankengymnastik zur Verbesserung der Beweglichkeit. Gezieltes Training zur Stärkung seiner vernachlässigten Rumpfmuskulatur sowie zur Beseitigung vieler muskulärer Dysbalancen, Unterwasserübungen, Koordinationstraining mit geschlossenen Augen zur Schulung der Muskelwahrnehmung und -ansteuerung (sogenanntes Propriozeptionstraining), eine allgemeine Rückenschule, die sich mit der Frage rückenfreundlicher Bewegungen im Alltag befasst, Ernährungskunde - ja, das liebevoll angefutterte Gewicht spielt gleichfalls eine wichtige Rolle -, das Erlernen progressiver Muskelentspannung, der Erfahrungsaustausch mit anderen Betroffenen, intensive Anamnesegespräche mit den Ärzten über seine körperliche Vorgeschichte und mentale Verfassung - kurzum: Klaus ist rund um die Uhr beschäftigt und schläft abends körperlich erschöpft, aber innerlich zufrieden ein. Er hat viel über sich, seine ungesunden Gewohnheiten, die Funktionen seiner Muskulatur und seine Lebensführung gelernt. Er will es künftig besser machen.

Alles in allem bedeuten gut entwickelte Muskeln Lebensqualität. Viele Menschen denken, starke Muskeln seien nur etwas für Bodybilder oder Fitnessfreaks. Falsch gedacht! Denn ohne ausreichend kräftige Muskeln können wir unseren Körper nicht gegen die Schwerkraft aufrichten und halten. Unsere Lebensweise prägt dabei ganz entscheidend die Qualität der Muskelkraft und damit auch die Entwicklung der Körperhaltung.

Eine Vielzahl von Muskeln hält die Wirbelsäule beim Stehen, Gehen und Sitzen im Lot. Besonders wichtig sind Bauch- und Rücken-, Hüft- und Gesäßmuskeln. Wenn sie kräftig und dehnbar sind, stabilisieren sie die Wirbelsäule und das Becken. Muskeln, die im Alltag zu wenig beansprucht werden, verlieren an Kraft und Flexibilität.

Zur Abschwächung neigen die Bauch- und Gesäßmuskeln, die Schulterblattfixatoren und die Rückenmuskulatur im Brustwirbelsäulenbereich. Zur Verkürzung neigen die Brustmuskulatur, die Rückenmuskulatur im Lendenwirbelbereich, die Hüftbeuge- sowie Oberschenkel- und Wadenmuskeln. Personen, die viel sitzen und sich wenig bewegen, haben schlaffe Muskeln und Haltungsschwächen.

Betrachten Sie sich von der Seite: Ist der Oberkörper vorn übergeneigt, hängen die Schultern und liegt ein Rundrücken vor? Dann ist die Rückenmuskulatur zu schwach, um den Oberkörper aufrecht halten zu können. Dies kann zu vorzeitigem Verschleiß der Brustwirbelsäule führen und sogar die Herz- und Lungenfunktion beeinträchtigen.

Ist Ihr Bauch im Stehen auffällig vorgewölbt und liegt gleichzeitig ein Hohlkreuz vor? Dann ist die Ursache mit hoher Wahrscheinlichkeit eine Abschwächung von Bauch- und Gesäßmuskeln. Diese Haltungsschwäche kann zu einem vorzeitigen Wirbelsäulenverschleiß im Lendenwirbelbereich führen. Rollator und Treppenlift lassen grüßen!

Meist tritt im Zuge einer allgemeinen Muskelschwäche eine Kombination aus den beiden beschriebenen Fehlhaltungen auf: die Haltungsschwäche

"Hohl-Rundrücken". In einem solchen Fall ist die Rumpfmuskulatur nicht in der Lage, den Körper in der Vertikalen zu stabilisieren. Testen Sie es selbst: Können Sie bei gestreckten Knien mit den Fingerspitzen die Zehen nicht berühren, dann ist Ihre rückwärtige Oberschenkelmuskulatur verkürzt und/oder es liegt eine Bewegungseinschränkung der Wirbelsäule infolge einer verkürzten Rückenmuskulatur vor.

Durch Muskelverkürzungstests an Armen und Beinen sowie durch Beweglichkeitsprüfung der Wirbelsäule können diese muskulären Dysbalancen und zu schwache Muskelgruppen erkannt werden. Gezieltes Training der Muskelgruppen mit Kräftigungs- und Dehnübungen kann das Muskelkorsett wieder in Form bringen.

Grundsätzlich sollten alle Muskelgruppen beansprucht werden, besonders aber diejenigen, die bei der Untersuchung (oder Eigenmusterung) als Schwachstellen identifiziert wurden. Ziel ist eine verbesserte Kraft und Elastizität von Muskeln, Sehnen, Bändern und Muskelfaszien. Faszien sind Bindegewebe, die die Muskeln umhüllen. Sie sind in der Lage, Bewegungsenergie zu speichern und wieder abzugeben. Verspannungen, Verhärtungen und Verklebungen im Gewebe können mit zielgerichtetem Training gelöst werden.

Durch Muskelstimulationstraining wird die Bewegungsausführung zudem ökonomischer, wodurch die Gefahr von Muskel- oder Gelenkverletzungen merklich zurückgeht. Sinnvoll ist es, entsprechende Übungen wenigstens dreimal wöchentlich zu wiederholen.

Entscheidend dabei ist, ein Basisprogramm auf jeden Fall auch dann kontinuierlich fortzuführen, wenn sich die Beschwerden gebessert haben. Ohnehin sollte ein Minimalprogramm zur Pflege des Bewegungsapparates ebenso selbstverständlich zum Tagesprogramm gehören wie die tägliche Zahnpflege.

Solche Minimalprogamme, wie beispielsweise der „Tagesgruß" aus dem Qigong, sind in anderen Kulturen ganz selbstverständlich und präventivmedizinisch ungeheuer wertvoll. Fragt man ältere Menschen, die durch gute

Haltung und Beweglichkeit auffallen, nach ihrem Geheimrezept, so hört man oft: „Ich mache jeden Morgen meine 10 Minuten Gymnastik!" Diese 10 Minuten sind ausreichend und gut investiert. Sie ersparen später viel Wartezeit in Arztpraxen, Sorgen und Beschwerden.

Schon ab dem 25. Lebensjahr verlieren wir durch den Rückgang des Hormons Testosteron ohne entsprechende Gegenmaßnahmen etwa ein Prozent unserer Muskelmasse pro Jahr. Die gute Nachricht dagegen ist aber: Durch regelmäßiges Training kann die Kraft selbst einer 80-jährigen Person noch um 300 Prozent gesteigert werden! Im Alter dreimal so viel Kraft zu haben wie untrainierte gleichaltrige Zeitgenossen bedeutet Lebensqualität pur! Wir bleiben mobil, benötigen - so wir denn geistig gesund sind - keine (teure) fremde Hilfe, müssen uns weniger Sorgen um unseren Gesundheitszustand machen und haben auf diese Weise sehr viel mehr vom Leben. (vgl. Weineck, 2009)

Dem Aufbau und der Pflege unserer Muskulatur sollten wir also in unserem ureigensten Interesse Beachtung schenken. Der aufrechte Gang ist schließlich ein Segen und kein Fluch.

D. „Ausgebrannt" - Depressionen und Burn-out

Vor 2 Jahren bemühte sich der damals 50 Jahre alte Walter B., ein beamteter Ingenieur und Vater von drei schulpflichtigen Kindern, um die Stelle als Amtsleiter in einer größeren Stadt. Als langjähriger Mitarbeiter rechnete er sich gute Chancen aus, den Job zu bekommen, galt er doch als ebenso engagiert wie fähig. Ihm wurden Macher-Qualitäten attestiert. Ein Mann, der am liebsten selbst mit anpackt, wenngleich etwas ungeduldig und mitunter ein wenig kratzbürstig, vor allem, wenn es ihm zu langsam vorwärts geht.

Beim bisherigen Amtsleiter ist er gut gelitten und hat sich eine Schlüsselposition erarbeitet. Seit Jahren ist er immer da, wenn jemand für ein Krisenmanagement oder für Sonderaufgaben gebraucht wird. Es scheint ihm nichts auszumachen, wenn es abends spät wird. Private Verpflichtungen oder auch seine Verteidigerposition in der Altherrenhandballmannschaft sagt der ehemalige Oberligahandballer eben ab, obwohl sie ihm wichtig sind und er auch hier den früheren Ehrgeiz zeigt. Bei jedem Lauftraining versucht er, Bestzeiten zu unterbieten.

Ehrgeiz verlangt er auch von seinen Kindern. Das Abitur sollen sie machen, möglichst mit gutem Notendurchschnitt. Deshalb setzt er sich mit ihnen oft sonntags zum Nachhilfe-Unterricht hin. Wegen seiner Ungeduld hängt allerdings des Öfteren der Haussegen schief. Unter der Woche sind die Kinder sogar froh, wenn der Vater spät nach Hause kommt und deshalb keine Gelegenheit mehr hat, sie zu examinieren.

Bei der Vergabe der Amtsleitung wird ihm schließlich ein Kandidat vorgezogen, der zwar fachlich weniger erfahren, doch bei den Kollegen beliebter ist. Walter ist über diese Entscheidung regelrecht verbittert und hadert wochenlang mit ihr. Abends kann er schlecht einschlafen. In nächtelangen inneren Monologen rattert er ganze Litaneien gegen die Entscheidung seiner Vorgesetzten herunter. Morgens wacht er mit Rückenschmerzen auf. Das Essen schmeckt ihm nicht mehr und sein Magen ist empfindlich geworden. Er stellt die berufliche Qualität des ihm vorgezogenen Kollegen immer heftiger in Frage und beschuldigt auch seine Vorgesetzten und sein kollegiales Umfeld innerlich der Blindheit. Nach außen hin wird er zunehmend aggressiver. Zynische Bemerkungen häufen sich. In Besprechungen unterlaufen ihm Formulierungen, die fast an Beleidigung grenzen. Er merkt zwar, dass etwas schief läuft, aber er weiß nicht, wo und wie er den Hebel ansetzen soll. Schließlich fühlt er sich im Recht. Nur eben extrem ungerecht behandelt.

Was tun? Aussteigen? Geht nicht. Er braucht sein Ingenieursgehalt, zumal er sich wegen des Hausbaus finanziell auf Jahre hin gebunden hat. Drei versorgungspflichtige Kinder sind auch keine günstige Voraussetzung für berufliche Wagnisse. In seiner derzeitigen Verfassung kann er sowieso bei keinem anderen Unternehmen anfragen. Wer stellt schon einen schlecht ausgeschlafenen Kampfhund mit verbitterter Mimik und einem nervösen Magen ein. Noch dazu hat er den Zeitpunkt verpasst, sich in den „guten" Zeiten ein hervorragendes Arbeitszeugnis ausstellen zu lassen. Werden seine Vorgesetzten es ihm jetzt noch geben? Die gleichen Personen, die ihm selbst einen anderen vorgezogen haben? Und wenn ja, soll er sich wie ein Wanderpokal wegloben lassen? Nein, seinen Stolz will er sich nicht auch noch nehmen lassen. Auch wenn dieser schon empfindliche Löcher hat.

Er merkt, wie ihm diese ungesunde Gemengelage an die Substanz geht. Er ist wie in einem Hamsterrad gefangen und das bei weiterhin hoher Arbeitsdrehzahl. Dass sich nun ungewohnte Fehler einschleichen, ist wenig verwunderlich. Schließlich ist er nicht mehr so bei der Sache wie früher. Und er sieht auch keinen rechten Sinn mehr darin, weil er sich betrogen fühlt. Die Misserfolge am Arbeitsplatz häufen sich, ebenso die negativen Rückmeldungen. Aggression und Wut weichen zunehmender Erschöpfung und Resignation. Er spürt die rapide abnehmende Unterstützung seiner Kollegen und der Amtsleitung, wenngleich ihm bewusst ist, dass er in den letzten Wochen selbst nicht wenig zu dieser Entwicklung beigetragen hat. Er macht sich deswegen Vorwürfe. Schließlich passt dieses Verhalten nicht zu seinem Bild von sich selbst. Jedenfalls dem früheren. Die Arbeit geht ihm immer weniger von der Hand. Vieles bleibt liegen.

Nach wenigen Monaten ist sie ihm nur noch Last. Seine Aversionen erstrecken sich nun auch auf diejenigen Kollegen, mit denen er bis dahin keine Probleme hatte. Schließlich meidet er jedweden kollegialen Umgang so gut es ihm möglich ist. Nach Dienstschluss verlässt er das Amt fluchtartig. Morgens betritt er es nur mit größtem Widerwillen, Konfrontations- und Versagensängsten. Sein Gesundheitszustand ist mittlerweile besorgniserregend. Am Wochenende sitzt er stundenlang regungslos auf dem Sofa und schaut mit starrem Blick Löcher in die Luft. Schon kleinste Reize von außen lösen heftige Schweißausbrüche und Herzrasen aus.

Schließlich sucht Walter Hilfe bei einem Arzt, der stark erhöhte Blutdruckwerte feststellt. Nach eingehenden Gesprächen mit einem hinzugezogenen Psychologen wird ein klassisches Burn-out-Syndrom bei ihm diagnostiziert. Er wird krankgeschrieben und in eine Klinik eingewiesen. Dort erholt er sich mit den Wochen mental etwas, aber wegen der lange ignorierten Rückenschmerzen stellt er sich auch endlich bei einem Orthopäden vor. Dieser veranlasst unter anderem Laboruntersuchungen, die auffällige Befunde ergeben. Seine Rückenschmerzen werden von einem rasch fortschreitenden Krebsleiden der Prostata ausgelöst, das Metastasen in die Knochen streut. Nach einem zweijährigen, quälenden Krankheitsverlauf mit permanenter Krankschreibung stirbt Walter. Kurz nachdem sein ältester Sohn erfolgreich das Abitur abgelegt hat.

Dieser Fall stimmt nachdenklich. Warum hat Walter seine Arbeit über das Wohl seiner Familie gestellt? Was hielt er für das Wohl seiner Familie? Was hielt er für sein eigenes Wohl? Worum ging es ihm eigentlich? Worum geht es uns? Was sind unsere Ziele? Warum diese und nicht jene? Mit welcher Berechtigung? Welche Ziele sind gesund, welche tragen zu gesundheitlichen Fehlentwicklungen bei?

Diesen Fragen - und anderen mehr - müssen wir uns stellen, wenn wir dem individuellen Sinn unseres Daseins näher kommen möchten. Und damit auch der Frage, wie wir unsere Lebensführung sinnvoll und vor allem gesundheitsverträglich gestalten können. Wir werden ungefragt in die große Lebensunsicherheit geworfen und müssen lernen mit ihr umzugehen, persönliche Lösungen für uns erarbeiten und sie auch vor uns und unseren Mitmenschen verantworten.

Es ist glockenklar, dass wir nicht gesund leben können, ohne uns mit solchen Grundfragen unseres Daseins auseinander zu setzen. Wir sind wertbestimmt. Und wir setzen diese Werte nicht allein selbst. Zumal es Werte gibt, die über alle persönlichen Vorlieben und Egoismen hinausreichen. So wenig sinnvoll es ist, immer nur fremdbestimmt zu bleiben, so wenig sinnvoll ist es auch, sich solange nur um sich selbst zu drehen, bis einem von der eigenen Selbstbespiegelung schwindelig wird. Wir werden schließlich nicht in eine leere, wertneutrale Welt hineingeboren, sondern finden komplexe, dynamische Wert-Verhältnisse vor: familiäre, gesellschaftliche, wirtschaftliche, wissenschaftliche, ökologische, kulturelle, religiöse und andere mehr.

Lassen wir solche Fragestellungen zu - und sie sind alles andere als kommod -, dann können sich überraschende Horizonte auch in Situationen öffnen, in welchen wir gerade keinerlei Ausweg sehen. Ein Fall wie der unseres Patienten Walter führt jedenfalls klar vor Augen, dass unser Denken unseren Gesundheitszustand stark beeinflusst.

Es wäre viel zu kurz gegriffen, Krankheiten nur als Funktionsstörungen in unseren biochemischen Abläufen zu definieren. Unser Geist entfaltet Kraft, die unseren Körper beeinflusst. In Walters Fall negativ. Die gleiche Kraft kann aber auch positiv wirken. Wir wenden sie nur allzu oft nicht richtig an, weil wir in Schablonen denken, die wir nicht weiter hinterfragen.

E. „Sehr zum Wohl..." - Wohlstandsgifte

Der Umwelttechniker Karl A. hat sein Junggesellenleben viele Jahre lang in vollen Zügen genossen. Auf den zahlreichen von ihm besuchten Partys ist der ambitionierte Hobbyreiter als Stimmungskanone gern gesehen. Er trinkt Wein und Bier bei diesen Anlässen, aber nicht überdurchschnittlich viel. Das Trinken und Rauchen gehört einfach dazu. Zwischen den Einladungen trinkt Axel aber oft tagelang keinen Tropfen Alkohol und geht, weil ihm die Bewegung Freude bereitet, jeden zweiten Tag in aller Frühe zum Schwimmen oder zum Joggen in den nahen Wald.

Dann kommt sein erster Auslandseinsatz im Auftrag der Regierung im damaligen Kriegsgebiet des Kosovo. Die Arbeiten sind sehr intensiv und anstrengend, fordern den ganzen Mann. Ablenkung gibt es keine. Ausgang wird aus Sicherheitsgründen nicht gewährt. Die Abende verbringt Axel vorwiegend alleine im Hotelzimmer, nachdem er sich zusammen mit Kollegen einen „Absacker" in Form eines Sliwowitz' an der Hotelbar gestattet hat. Um besser schlafen zu können, trinkt er danach alleine beim Fernsehen noch zwei bis drei Bier. Diese Gewohnheit behält er auch nach seiner Rückkehr nach Deutschland bei.

Bald folgen weitere, sehr gut bezahlte Auslandsprojekte - im Auftrag der US-amerikanischen Regierung sogar im Irak. Das Arbeiten wird immer fordernder, die instabile Sicherheitslage zehrt an seinem Nervenkostüm. Bombenanschläge mit vielen Opfern werden in unmittelbarer Nachbarschaft zu seiner bewachten Unterkunft verübt. Doch was heißt angesichts von Granatwerfern und Splitterbomben schon „bewacht"?

Diese Angst auslösenden Erlebnisse verfehlen ihre Wirkung nicht. Axel leidet zunehmend unter Schlafstörungen, Magenschmerzen und Bluthochdruck. Dem geliebten morgendlichen Joggen oder Frühschwimmen kann er nur während seiner kurzen Heimaturlaube nachkommen. Die ungewohnte körperliche Passivität sowie sein zunehmender Alkoholkonsum lassen sein Gewicht stetig steigen.

Kurz nach seiner Rückkehr nach Hause wird Axel von heftigen Oberbauchschmerzen heimgesucht. Er fährt ins nächstgelegene Krankenhaus und wird dort untersucht. Die Ärzte stellen eine akute Bauchspeicheldrüsenentzündung fest. Ein wenig erfreulicher Nebenbefund ist seine angegriffene Leber mit stark erhöhten Leberwerten. Erschrocken von dem doch unerwarteten Befund und beeindruckt von den schrecklichen Bauchschmerzen rührt Axel keinen Tropfen Alkohol mehr an. Seine angegriffenen Organe erholen sich nach einigen Monaten. Parallel nimmt er seine sportlichen Aktivitäten wieder auf und achtet auf eine halbwegs ausgewogene Ernährung. Auf diese Weise hat er sich nach knapp einem Jahr wieder so gut im Griff wie früher.

Negative gesundheitliche Folgen können bereits bei relativ geringen Mengen Alkohol auftreten. Die kritischen Grenzwerte sieht man heute bei 24 g pro Tag für Männer und 12 g pro Tag für Frauen. Das bedeutet nicht, dass diese Alkoholmengen zu Problemen führen müssen, denn die individuelle Alkoholtoleranz schwankt sehr stark. Dosisabhängig bewirkt der Konsum von Alkohol eine Verminderung oder gar Auflösung von Ängsten (die sogenannte *Anxiolyse*). Zudem hat er eine beruhigende Wirkung (eine sogenannte *Sedierung*), die von vielen Menschen zunächst als angenehm empfunden wird.

Regelmäßiger Alkoholkonsum hat aber eine Reihe von negativen Effekten auf eine Vielzahl von Körpergeweben. Jeder kennt die Wirkung auf die Leber, aber auch die Bauchspeicheldrüse, der Herzmuskel und die Nervenzellen können sehr empfindlich auf zu hohe Alkoholmengen reagieren. Insgesamt führen diese toxischen Alkoholwirkungen auf diese Organe zu einer um mindestens 15 Prozent verringerten Lebenserwartung von Alkoholikern im Vergleich zur Gesamtbevölkerung. Die Zahlenangaben verlorener Lebensjahre durch Alkoholmissbrauch bewegen sich zwischen 17 Jahren bei Männern und 20 Jahren bei Frauen. (Bühringer/Augustin/Bergmann 2000)

Neben den körperlichen Wirkungen sind beim Alkoholkonsum die häufig auftretenden negativen sozialen Folgen zu beachten. Nicht selten drohen eine Trennung von der Partnerin oder dem Partner sowie der Verlust des Arbeitsplatzes. Alkoholabhängige Personen verlieren häufiger ihren Führerschein oder begehen Straftaten. Die Folge ist der soziale Abstieg.

Für Deutschland geht man davon aus, dass etwa 2 Millionen Personen alkoholabhängig sind, 5 Prozent der männlichen und 2 Prozent der weiblichen erwachsenen Bevölkerung. Nach Daten des Bundesministeriums für Gesundheit sterben in Deutschland jährlich ca. 42.000 Menschen an den Folgen ihres Alkoholkonsums. Alkoholmissbrauch verursacht zudem soziale Kosten in zweistelliger Milliardenhöhe pro Jahr.

Neben dem Alkoholkonsum stellt das Rauchen einen erheblichen Risikofaktor für die Gesundheit dar. Nur allzu oft ist der Konsum beider Genussgifte gekoppelt. So sind 75-90 Prozent der Alkoholabhängigen auch von Nikotin abhängig. Etwa 27 Prozent der über 15-Jährigen in Deutschland rauchen. Aktuelle Analysen zu alkoholbezogenen Gesundheitsstörungen und Todesfällen gehen jährlich von etwa 74.000 Toten durch Alkoholkonsum allein (26 %) und zwischen 100.000 und 120.000 Menschen durch den Konsum von Tabak und Alkohol (74 %) aus. (John/Hanke 2002; Statistisches Bundesamt 2010)

Zigarettenrauch enthält etwa 4000 verschiedene Substanzen - etliche davon wirken krebserregend. Die wesentliche suchterzeugende Substanz ist das Nikotin. Eine Zigarette enthält zwischen 0,1 und 1 mg Nikotin. Die Substanz gelangt nach Inhalation sehr schnell ins zentrale Nervensystem, wo sie bestimmte Rezeptoren aktiviert, was durchaus angenehme Wirkungen vermittelt. So wird die Konzentrationsfähigkeit und Aufmerksamkeit gesteigert, der Appetit wird gezügelt, eine antidepressive und angstlösende Wirkung ist ähnlich wie beim Alkoholkonsum gleichfalls vorhanden.

Neben diesen subjektiv als positiv wahrgenommenen Wirkungen ist Nikotin aber ein potentes Nervengift. Eine Dosis von 1 mg/kg Körpergewicht kann tödlich wirken. Tabakkonsum hat ein deutlich gesteigertes Karzinomrisiko zur Folge. Man geht davon aus, dass etwa 30 Prozent aller Krebserkrankungen auf Tabakkonsum zurückzuführen sind. Rauchen fördert den Prozess der Arteriosklerose an den Gefäßwänden. Wie bereits beschrieben ist die Arteriosklerose die Hauptursache von Herzinfarkten und Schlaganfällen.

Eine dritte Erkrankungsgruppe, die in eindeutigem Zusammenhang mit dem Tabakkonsum steht, ist die chronische Lungenerkrankung (COPD). Die mittlere Lebenserwartung wird durch das Rauchen um durchschnittlich 10 Jahre verkürzt.

Allerdings haben Langzeitstudien über 50 Jahre Dauer herausgefunden, dass Personen, die mit dem Rauchen aufhören, immer noch deutlich älter werden als solche, die weiter rauchen. Das Aufhören wird im Alter von 30 Jahren mit zusätzlichen 10 Lebensjahren, im Alter von 40 Jahren mit 9, im Alter von 50 Jahren mit 6 und im Alter von 60 Jahren immerhin noch mit 3 Jahren belohnt. (Doll/Peto/Boreham/Sutherland 2004)

III. Zwischenfazit…

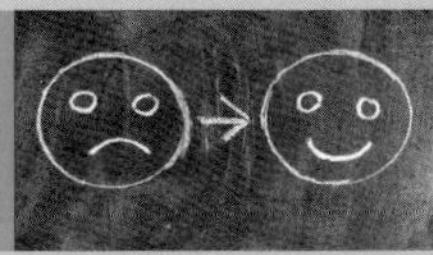

III. Zwischenfazit...

A. ...aus individueller Sicht

Soweit unsere Fallbeispiele. Wir haben diese realen Fälle ausgewählt, weil sie die Krankheitsbilder unserer modernen „Seuchen“ in geradezu idealtypischer Weise verkörpern. Als *medizinische* Fälle werden sie erst dann begriffen und behandelt, wenn die Krankheit bereits ausgebrochen ist und wieder eingefangen werden muss. Es wäre daher viel zu kurz gedacht, nur auf dieses Endstadium zu schauen.

Jeder dieser Befunde hat eine lange individuelle Vorgeschichte, die schließlich zu dem jeweiligen Krankheitsbild führt. Es ist wichtig zu verstehen, welche Wirkungszusammenhänge zwischen unserem Verhalten, unserem Denken, unserer Lebensführung und unserem geistigen und körperlichen Gesundheitszustand bestehen. Nur dann achten wir frühzeitig auf Fehlentwicklungen und Risiken und können ihnen - oft auf recht einfache Weise - entgegenwirken.

Die medizinische Sicht auf diese Krankheitsbilder berührt nur einen kleinen Teil der existenziellen Probleme, vor die sich Betroffene durch ihre Krankheit gestellt sehen. Diese Probleme berühren sämtliche Bereiche unseres Lebens. In der Regel wurzeln sie auch in all diesen Bereichen. Es ist nicht immer leicht, diesem verschlungenen Wurzelwerk nachzugehen und es offen zu legen. Nachzuschauen, woher etwas kommt. Zu überlegen, wohin es führen musste. Vorauszuschauen, wohin es noch führen wird. Aber es lohnt der Mühe in jedem Fall!

Die medizinische Sicht auf Krankheiten erfasst nicht alle existenziellen Probleme.

Oft sind wir gefordert, uns während des Genesungsprozesses - so er bei schweren Krankheiten denn überhaupt möglich ist - völlig neu zu organisieren. Gewohnheiten müssen abgelegt und neue Abläufe eingeübt werden. Familiäre Beziehungen werden auf die Probe gestellt. Unser Arbeitsleben ist betroffen. Eventuell ändert sich unser Bekanntenkreis.

Die Notwendigkeit einer Neuorganisation verunsichert und desorientiert uns. Unsere Denk- und Handlungsmuster - auch und vor allem die uns bislang nicht bewussten - werden brüchig, unsere Werte in Frage gestellt. Wir verlieren den inneren Halt, nicht selten auch sichtbar an unserer veränderten Haltung nach außen. In diesen Krisenzeiten ziehen wir uns häufig von anderen zurück, stellen sportliche Betätigungen ein, essen und trinken mehr als uns gut tut, lassen uns gehen. Dies verstärkt die bestehenden Probleme zusätzlich. Es wäre daher am sinnvollsten, es erst gar nicht zu solchen Zuständen kommen zu lassen. Dies ist nur möglich, wenn wir bereit sind ehrlich hinzuschauen und dann die Dinge eigenverantwortlich anzupacken, die getan oder gelassen werden müssen. Welche Maßnahmen dies sein können, ist sehr individuell. Aber unsere Fallbeispiele führen ja einige an.

Sie warten auf den richtigen Zeitpunkt? Er ist genau jetzt. Sie warten auf den richtigen Ort? Er ist genau da, wo Sie sich gerade befinden.

Von Bedeutung ist zweifellos unser *Wille* etwas an unserer Lebensführung zum Besseren zu verändern. Dies ist an die Einsicht in die Notwendigkeit von Veränderungen gekoppelt. Es gibt zwei Wege, zu dieser Einsicht zu gelangen: Zum einen können wir uns rechtzeitig und freiwillig um sie bemühen; zum anderen kann sie uns durch Krankheiten schmerzvoll aufgezwungen werden. Nun wählen Sie einfach!

**Sie warten auf den richtigen Zeitpunkt?
Er ist genau jetzt! Sie warten auf den richtigen Ort?
Er ist genau da, wo Sie sich gerade befinden!**

Bei all dem sollten wir nicht übersehen, dass es keineswegs gesund ist, uns an starren Vorschriften, einem engen Verhaltenskonzept und einer rigiden Lebensführung zu orientieren. Wir mutieren dann nämlich rasch zu körperlich wie geistig ausgemergelten Tugendbolden, die ihren lebensfrohen

Mitmenschen mit sauertöpfisch verkniffenen Lippen deren vermeintliche Verfehlungen vorhalten und darüber vergessen, dem Leben schöne Seiten abzugewinnen.

Demgegenüber halten wir hier klar fest: Freude gehört unbedingt zum Wohlbefinden! In beständigem Verzicht werden wohl die Meisten keine Freude finden. Genuss - wohldosiert und in Maßen - ist also nicht nur erlaubt, sondern sogar geboten. Wir sollten uns nicht an Einzelheiten festbeißen, wenngleich es sinnvoll ist, sie im Auge zu behalten. Vielmehr ist es geboten, uns am großen Ganzen zu orientieren, also dafür Sorge zu tragen, dass wir uns in die richtige Richtung bewegen, unabhängig von kleineren Exkursionen in die falsche. Ein gutes Leitbild für ein solches Verhalten können verantwortungsbewusste, aber liberale Eltern sein, die ihren Kindern die Richtung erklären und vorgeben, sie begleiten, ihnen aber auch zunehmende Freiheiten einräumen und Fehler zugestehen (wenn aus diesen die richtigen Konsequenzen gezogen werden).

Es spielt dabei übrigens keine Rolle, ob wir eine solche Lebensführung bzw. Sichtweise auf das Leben mit dem heute schon etwas abgenutzten Begriff „ganzheitlich“ belegen. Nach unserem Dafürhalten sollte niemand für sich in Anspruch nehmen, wirklich ganzheitlich denken zu können. Das Ganze ist zu groß für unsere prinzipiell beschränkte Einsicht. Was wir aber können, ist, etwas *ganzheitlicher* als *bisher* zu denken und zu handeln.

Dies schaffen wir, wenn wir uns der Auswirkungen unseres Tuns und Lassens bewusst werden. Und zwar auf uns selbst wie auf unsere Mitmenschen. Hierdurch wird viel gewonnen. Gefahren für unsere Gesundheit vorherzusehen, bedeutet dafür sorgen zu können, dass sie nicht eintreffen.

Mit hoher Wahrscheinlichkeit können wir nicht immer alles wirklich gut und vollständig zufriedenstellend tun. Mit etwas Einsatz oder Verzicht können wir Vieles aber deutlich besser machen als bisher. Überfordernder Perfektionismus und überzogene Ansprüche an uns selbst sind ebenso kontraproduktiv wie lähmendes Nichtstun.

Indem wir das Unmögliche von uns verlangen, halten wir uns davon ab, das Mögliche zu tun. Wenn wir es schaffen, nur 30 Prozent Verbesserungen in unseren normalen Tagesablauf zu integrieren, dann bedeutet dies eine erhebliche Steigerung unserer Lebensqualität und Gesundheit. Und selbst wenn es nur 10 Prozent sind, so sind es 10 Prozent mehr als zuvor! Sparbuchbesitzer müssen sich heute mit sehr viel weniger Verzinsung ihres Kapitals zufrieden geben.

Indem wir das Unmögliche von uns verlangen,
halten wir uns davon ab, das Mögliche zu tun.

Konkret gesprochen: Drei 5 km-Spaziergänge mehr und drei Liter kalorienreiche Getränke weniger in der Woche bedeuten für unsere Gesundheit mindestens eine Verdoppelung ihrer Chancen. Wir finden, das ist eine gute Botschaft. Zumutbar und machbar, ohne Verzichtsgetue, Tugend-Predigten und Märtyrer-Brimborium.

Wenn Sie es ernsthaft wollen, können Sie aber ebenso leicht sehr viel mehr erreichen. Dies ist unser Anliegen. Nun rechnen Sie einmal Aufwand und Ergebnis durch! Die Höhe Ihrer Gesundheitsrendite bestimmen Sie selbst!

Noch ein anderer wichtiger Gesichtspunkt kommt hinzu: Nur die wenigsten berufstätigen Menschen, wozu wir auch Personen zählen, die sich daheim um die Familie kümmern, haben die Kraft und die Zeit, zusätzlich zu ihren täglichen Belastungen noch zwei Stunden Zeit in Anfahrt und Abfahrt in ein Fitness-Studio oder einen Sportverein zu investieren. Die Erfahrung lehrt uns hier ganz klar: Was diese Personengruppe nicht während der Arbeitszeit, daheim oder am Arbeitsplatz, ohne großen Zusatzaufwand mit erledigen kann, das nimmt sie erst gar nicht in Angriff.

Doch eben diese Personengruppe ist bei weitem in der Mehrzahl und ist für das Funktionieren unserer Gesellschaft in allen Belangen von größter Bedeutung! Hier, bei diesen Millionen von Menschen, sollte der Gedanke der Gesunderhaltung einsetzen.

Insgesamt hat das gesundheitliche Gefahrenpotential, das wir in uns tragen, das wir fleißig mehren und das zudem auch in Form äußerer Belastungen verstärkt wird, aber auch sein Gutes: Wenn wir es erkennen, dann entdecken wir viele Stellschrauben, an welchen wir das Gesamtsystem zum Besseren regulieren können. Jedes Risiko ist zugleich eine Chance. Wir müssen sie nur ergreifen. Also gilt: Analysieren, auswählen, handeln! Denn nur wer handelt, kann auch etwas verändern.

Wie bereits gesagt, ist es dabei von Bedeutung, sich *realistische* Ziele zu setzen. Niemand muss gleich die Welt retten. Ein Beispiel für die Gestaltung von Spaziergängen: Nehmen Sie sich zunächst mehrfach in der Woche kleinere Strecken vor. Der Weg sollte gerade zu Beginn leicht zu bewältigen sein. Nach zwei, drei Wochen verlängern Sie den Weg um ein Stück. Achten Sie beim Gehen und danach immer darauf, ob Sie sich wohl fühlen! Wenn nicht, haben Sie es übertrieben und fahren ihre Ansprüche zunächst wieder ein Stückchen herunter. Nach weiteren sechs Wochen verlängern Sie wieder. Irgendwann beziehen Sie einige Steigungen mit ein und so fort.

In wenigen Monaten sind Sie um Längen fitter und damit gesünder als zuvor. Aber bitte vermeiden Sie den Fehler, das Absolvieren der Gänge davon abhängig zu machen, ob jemand sie begleitet! Die Fitness anderer nützt Ihnen selbst nämlich gar nichts! Also: Raus aus der Fluchtburg sämtlicher Ausreden, die uns immer so rasch einfallen! Wir führen sie hier nicht an. Die Liste ist schlicht zu lang und wohl jedem von uns hinreichend bekannt.

Es sollte durch unsere bisherigen Ausführungen jedenfalls klar geworden sein, dass es für jeden von uns leicht möglich ist, etwas zum Positiven zu verändern. Und zwar freiwillig. Dazu braucht es keinen Kontrolleur von außen. Der innere Antrieb genügt. Er entsteht aus Einsicht in den Sinn, die Notwendigkeit und die jederzeit gegebenen Möglichkeiten, es tun zu können. Der bekannte Politslogan „Yes - we can!“ weist schließlich weit über die Politik hinaus.

Im Grunde weiß jeder von uns, was gut für ihn ist. Vergegenwärtigen Sie sich einfach einmal alle Situationen, in denen Sie innerlich „nein“ gesagt haben, auch wenn Sie dies aus unterschiedlichen Gründen nicht laut ausgesprochen haben. Dieses Nein gibt uns ein Maß an die Hand, mit dem wir abwägen können, was für uns halbwegs akzeptabel, besser noch sinnvoll, unterstützens- und erstrebenswert ist, und was nicht. Handeln wir diesem Nein permanent zuwider, verleugnen wir uns selbst. Und das macht krank. In jedem Fall und ohne Ausnahme.

Im Grunde weiß jeder, was gut für ihn ist.

Umgekehrt: Wer das verfolgt, was er innerlich bejaht, der bleibt gesund. Vermutlich handeln wir auch dann nicht in jedem Falle im Einklang mit unserer Umwelt. Aber wir handeln im Einklang mit uns selbst. Und das hält gesund. Auch und gerade, wenn uns draußen ein rauer Wind entgegen pfeift.

Es ist daher von großer Bedeutung, dass wir unsere persönlichen Grundwerte kennen. Legen Sie einmal eine Liste von nur 10 dieser Werte an. Den für Sie persönlich wichtigsten Wert schreiben Sie oben hin, die abgeleiteten darunter. Wenn Sie diese Rangfolge vor sich liegen haben, vergeben Sie für jeden Wert eine Schulnote. Diese steht dafür, inwieweit es Ihnen bislang gelungen ist, ihr Leben nach diesem Wert einzurichten. Dann verbinden Sie die einzelnen Punkte vertikal miteinander. Wenn Sie der liebe Gott wären, dann ergäbe dies eine senkrechte Linie unter der Note 1.

Wir haben den Test gemacht. Ergebnis? Sagen wir es mal so: Wir waren etwas weniger gottgleich als es die bekannten Bibelworte „Er schuf die Menschen nach seinem Bilde“ nahelegen. Aus der Abweichung können Sie jedenfalls rasch erkennen, ob und wie viel Steigerungspotential Ihre mentale Gesundheit noch hat. Da bekannt ist, dass die körperliche Gesundheit stark von der mentalen abhängt, ergibt sich hieraus eine weitere Motivation zu Ihrem ganz persönlichen Gesundungsprozess.

B. ...aus wirtschaftlicher Sicht

Wie stellen sich die Dinge dar, wenn wir sie nicht aus der persönlichen Sicht, sondern aus unternehmerischer Perspektive betrachten? Es ist sonnenklar, dass jedes Unternehmen, das auch nur ein klein wenig vorausschauend denkt, ein ureigenstes *ökonomisches* Interesse daran haben sollte, jede Gesundheitsinitiative für seine Angestellten zeitlich wie finanziell zu unterstützen.

Die körperliche und mentale Gesundheit aller in einem Unternehmen tätigen Personen ist die entscheidende Voraussetzung und Ressource zugleich, aus der sich der Unternehmenserfolg speist. Und zwar gleichgültig, um welches Unternehmen es sich handelt. Selbst Begräbnisinstitute brauchen gesunde Mitarbeiter. Jede Form der Arbeit, sei es monoton reproduzierende (die potentiell krank macht), sei es kreative (die potentiell gesund hält), kann nur ordentlich und dauerhaft getan werden, wenn diejenigen, die sie tun, körperlich gesund und wenigstens halbwegs zufrieden sind.

Dies mag wie ein Allgemeinplatz erscheinen. Doch gegen dieses Gebot wird dermaßen häufig verstoßen, dass enorme wirtschaftliche Folgen aus diesem Fehlverhalten resultieren. Wir haben im Kapitel „Burn-out" ja einige Beispiele angeführt.

Krankheiten jedweder Art sind materielle Bedrohungen eines Unternehmens. Jeder Euro, der in vernünftige Vorsorge investiert wird, spart ein Vielfaches, das im Falle eines krankheitsbedingten Ausfalls oder einer langwierigen Nachsorge vom Unternehmen selbst, den Krankenkassen und Sozialträgern aufgebracht werden muss.

Krankheiten jedweder Art sind materielle Bedrohungen eines Unternehmens.

Hinzu kommt, dass in einer hoch spezialisierten Arbeitswelt nur eine überschaubare Anzahl von Personen das Fachwissen für bestimmte Tätigkeiten in einer Firma hat. Was, wenn sie ausfallen? Und dies sogar für längere Zeit? Zumal in der Regel die Räder nicht allein an dieser besonderen Stelle krankheitsbedingt stillstehen, sondern auch an allen anderen Stellen, die von deren Zuarbeit abhängen. Die Folge: Die Kosten multiplizieren sich. Und zwar auch über gesunde Mitarbeiterinnen und Mitarbeiter hinweg! Es entsteht Leerlauf, eine zeitraubende Suche nach halbwegs sinnvollen Ersatztätigkeiten setzt ein, die vielleicht ihrerseits gar nicht zu Ende geführt werden können. Die „Maschinerie“ ruckelt, stottert oder kommt sogar ganz ins Stocken.

Zu dem wirtschaftlichen Verlust addieren sich Folgekosten in Form von Vertrauensverlust und Verärgerung.

Spätestens dann wird es richtig teuer: Zeitliche Vorgaben werden hinfällig, Kunden werden verprellt, Verträge können nicht eingehalten werden, vielleicht fallen sogar empfindliche Konventionalstrafen an. Zu dem wirtschaftlichen Verlust addieren sich nicht exakt bezifferbare, gleichwohl empfindlich hohe psychologische Folgekosten in Form von Vertrauensverlust und Verärgerung - bei Mitarbeitern, Zulieferern, Geldgebern und Kunden. Ein Großunternehmen kann solche Risiken vielleicht eine Zeitlang abpuffern. Kleine und mittlere Unternehmen sind hingegen in kürzester Zeit existenziell bedroht.

Es ist uns schon seit langer Zeit ein Rätsel, warum viele Unternehmen das wirtschaftliche Potential der Gesundheit ihrer Belegschaft noch immer nicht aktiv „erschließen“, sondern dieses Thema in aller Regel privater Aktivität oder Inaktivität - und damit dem Zufall - überlassen.

Es geht ja nicht darum, in die Privatsphäre von Mitarbeitern einzugreifen. Vielmehr sollte ihnen ein Angebot gemacht werden, das ihnen hilft, sich selbst zu helfen. Die wenigsten Menschen sind schließlich Spezialisten auf dem Gebiet der Gesundheitsvorsorge. Daher dürften die meisten für einfach umsetzbare und strukturierte Unterstützung offen sein.

Es ist ein Rätsel, warum viele Firmen das Thema „Mitarbeiter-Gesundheit" noch immer dem Zufall überlassen.

Von Bedeutung ist, dass in einer Firma kein Kontrollwahn einsetzt, sondern die Zusammenarbeit auf Freiwilligkeit und freiwilliger Selbstkontrolle der Beteiligten beruht. Abhängig von der Arbeitstätigkeit kann zuvor ein Rahmen sinnvoller Ziele abgesprochen werden. Dieser sieht für körperlich hart arbeitende Personen natürlich anders aus als für Mitarbeiter, die Schreibtischarbeit erledigen. Aus den Zielen werden dann die inhaltlichen Schwerpunkte, die konkreten Maßnahmen und Methoden abgeleitet. Danach benötigen alle teilnehmenden Personen einige aussagekräftige Selbstkontroll-Instrumente und schon kann es losgehen!

Die Firma merkt rasch - etwa am Krankenstand, an der Stimmung der Belegschaft oder persönlichen Rückmeldungen -, ob die Initiative in die gewünschte Richtung läuft. Ist dies der Fall, dann werden sich die überschaubaren Investitionen in kürzester Zeit bezahlt machen.

Kurzum: Wer im harten Wettbewerb keine Gesundheitsvorsorge anbietet, sollte noch einmal darüber nachdenken, ob es vernünftig ist, Chancen heute liegen zu lassen und dafür morgen teuer bezahlen zu müssen.

IV. Aktivieren, was in Ihnen steckt!

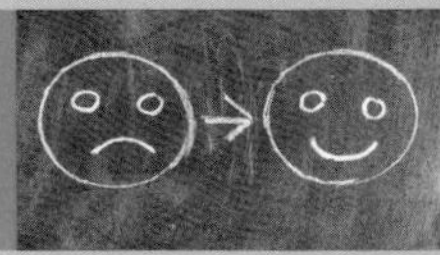

A. „Gesundheit“ und „Wohlbefinden“

Die Weltgesundheitsorganisation (WHO) definiert Gesundheit in der Präambel ihrer Satzung folgendermaßen: „Gesundheit ist ein Zustand vollkommenen körperlichen, geistigen und sozialen Wohlbefindens und nicht allein das Fehlen von Krankheit und Gebrechen.“ („Health is a state of complete physical, mental and social wellbeing and not merely the absence of disease or infirmity.” (Hüfner, 1991)

Es gibt eine Reihe weiterer Definitionen, die auf etwas unterschiedliche Aspekte des Gesundseins abheben. Zwei bekannte Zitate möchten wir zum Vergleich noch anführen.

Beispielsweise schreibt der Soziologe Talcott Parsons: „Gesundheit ist ein Zustand optimaler Leistungsfähigkeit eines Individuums, für die wirksame Erfüllung der Rollen und Aufgaben, für die es sozialisiert worden ist“. Die Sozialisation des Einzelnen wird dabei vorwiegend als Einordnungsprozess in die Gesellschaft mit der diesbezüglichen persönlichen Übernahme von Normen- und Wertvorstellungen verstanden. Der freie Wille ist in dieser Interpretation von untergeordneter Bedeutung. (Parsons, in: Mitscherlich/Mering/Horn, 1967)

Oder eine neuere Definition des deutschen Bildungs- und Gesundheitsexperten Klaus Hurrelmann: „Gesundheit ist ein Zustand des objektiven und subjektiven Befindens einer Person, der gegeben ist, wenn diese Person sich in den physischen, psychischen und sozialen Bereichen ihrer Entwicklung im Einklang mit den eigenen Möglichkeiten und Zielvorstellungen und den jeweils gegebenen äußeren Lebensbedingungen befindet.“ (Hurrelmann 2013)

Gesundheit meint nicht allein das Fehlen von Krankheiten.

Wir persönlich neigen zu Hurrelmanns Definition. Sie erscheint uns am ausgewogensten, weil sie auf die Balance zwischen dem persönlichen, körperlichen wie mentalen Befinden mit den gegebenen gesellschaftlichen Umständen abzielt. Wenn wir von Gesundheit sprechen, schwebt uns dieses Ziel vor Augen.

Aber selbstverständlich bleibt es Ihnen gerne selbst überlassen darüber nachzudenken, worauf Sie ihren persönlichen Akzent legen, und ob Sie sich im Vergleich mit einer dieser Definitionen wirklich als vollkommen gesund bezeichnen können. Verhält es sich nicht so, dann nur Mut zur Veränderung!

Entscheidend ist, dass mit dem Begriff Gesundheit nicht nur das Fehlen von Krankheiten und Gebrechen gemeint ist, sondern dass wir uns wohl fühlen, mit uns im Reinen und ausgeglichen sind. Das seelische Gleichgewicht scheint überhaupt die Grundvoraussetzung für vollständige Gesundheit zu sein. Sind wir seelisch in Balance, dann stören selbst kleinere, nicht lebensbedrohliche Gebrechen - wie etwa ein Kniegelenkschaden oder ein Rückenleiden - unser allgemeines Wohlbefinden erheblich weniger als in einem Zustand innerer Unausgeglichenheit und Unzufriedenheit. Dies erleben wir in unserer ärztlichen Praxis jeden Tag aufs Neue.

In seelischer Balance empfinden wir körperliche Gebrechen als weniger belastend.

Eine aktuelle neurobiologische Studie gewann in diesem Zusammenhang interessante Einblicke: Herpesbläschen treten oft dann auf, wenn besondere psychische Belastungen auf den Organismus wirken. Eine Erfahrung, die sicher schon viele unserer Leserinnen und Leser gemacht haben, beispielsweise bei psychischem Stress am Arbeitsplatz oder in der Familie. Die lästigen Bläschen auf der Lippe weisen auf einen Zusammenhang zwischen Psyche und Immunabwehr hin. Psychoneuroimmunologen wie Steven Cole von der University of California in Los Angeles erforschen, wie unser Gehirn mit der Infektabwehr zusammenspielt.

Cole veröffentlichte zusammen mit der Glücksforscherin Barbara Frederickson aus North Carolina einen viel beachteten Artikel über den Zusammenhang zwischen Glück und Infektabwehr auf Genom-Ebene. Die beiden Forscher befragten 80 Studienteilnehmer danach, welche Begebenheiten für Glücksmomente in ihrem Leben sorgen. Es erfolgte eine Einteilung in zwei Gruppen. In der einen Gruppe dominierte das Streben nach Bedürfnisbefriedigung, etwa durch Sexualität oder Essen. Die andere Gruppe wurde von Menschen gebildet, die Glück durch ein erfülltes Leben im liebevollen Austausch mit anderen erleben. (Cole, Frederickson 2013)

Die Forscher untersuchten dann die Genprofile der Teilnehmer und fanden in der Gruppe mit der sozialen Einstellung eine starke Immunabwehr mit aktiver Antikörperproduktion, bei den Genussorientierten hingegen beherrschten vor allem Entzündungsgene das Bild, die bei der anderen Gruppe kaum in Erscheinung traten.

Überlegen Sie, was Sie wirklich glücklich macht.
Dann fangen Sie an, es zu verwirklichen!

Es ist daher von entscheidender Bedeutung zu überlegen, was uns im Leben glücklich macht und so zu unserem gesundheitlichen Wohlbefinden ernsthaft beiträgt. Natürlich müssen die wichtigsten Grundbedürfnisse sichergestellt und befriedigt sein, sonst machen wir uns beständig Sorgen. Aber ob die immerwährende Konsumspirale der richtige Weg zu Glück, Gesundheit und Zufriedenheit ist, darf ernsthaft bezweifelt werden. Welchen Preis zahlen wir wirklich, wenn wir unsere Lebenszeit vorwiegend für den Erwerb materieller Dinge einsetzen? Diese Zeit ist schließlich eine knappe Ressource. Sie lässt sich nicht beliebig vermehren. Wir können sie aber durch Fehlverhalten entscheidend verkürzen. Daher sollten wir deren Verwendung gut überlegen. Worauf also länger warten? Beginnen wir zu verwirklichen, was uns glücklich macht! Frei nach dem bekannten Motto: Wir können unserem Leben zwar nicht beliebig mehr Zeit geben - aber der Zeit mit Sicherheit mehr Leben! Nur wer beginnt, kann etwas erreichen. Sicher nicht immer alles. Aber doch in den weitaus meisten Fällen deutlich mehr als nichts.

Kennen Sie das berühmte Gedankenexperiment, sich selbst einen Nachruf zu schreiben? Überlegen Sie, was wirklich von Ihnen bleibt und wie Sie in Erinnerung bleiben möchten. Als Vater, der beständig einer Karriere nachgejagt ist, materielle Güter anhäufte, aber für seine Familie so gut wie nie Zeit hatte? Als Mutter, die ihre Kraft ausschließlich den Kindern gewidmet hat, sich aber selbst nie weiter entwickeln und im Beruf ausprobieren konnte, und nun, da die Kinder aus dem Haus sind, eine innere Leere verspürt? Als Single, der es nie gewagt hat, sich einem anderen Menschen wirklich zu öffnen?

Natürlich gibt es zwischen diesen drei extremen Lebensentwürfen viele Zwischenstufen. Seinen eigenen Nachruf zu Lebzeiten abzufassen, kann auf Aspekte aufmerksam machen, die wir im Normalfall einfach übersehen.

Die heute von vielen Menschen genutzten Angebote der Freizeitindustrie - wie Film, Fernsehen, Computer oder virtuelle Spielwelten und Bekanntschaftsportale - dienen vielleicht der kurzfristigen Entspannung. Im Nachhinein werden sie aber oft als weitgehend sinnfrei und wenig glückbringend erlebt. Die Lebenszeit, die wir ihnen geopfert haben, ist dennoch unwiederbringlich dahin.

Gerade die Passivität des Konsums bereitet uns Probleme, wenn sie zur Gewohnheit wird und überhand nimmt. Demgegenüber sind Personen deutlich zufriedener, die ihre Freizeit aktiv gestalten. Vor allem die Zusammenarbeit mit anderen wird als sinnvoll und befriedigend erlebt - wenngleich sie natürlich auch Probleme bereiten kann und immer eine gewisse Kompromissfähigkeit fordert.

Dennoch: Menschen, die zum Beispiel ein Ehrenamt ausüben, beschreiben ihr Leben als sinnerfüllter und sind zufriedener als andere, die nur vor dem Fernsehgerät sitzen. Ihr Sozialleben ist bedeutend reicher, ihre menschlichen Beziehungen tiefer - Umstände, die erheblich zu unserem Wohlbefinden beitragen.

Wer sich mit den Fragen nach seiner persönlichen Gesundheit, seinem

Wohlbefinden und seinen Vorstellungen von Glück ernsthaft auseinandersetzt, kommt an den uralten Grundfragen nicht vorbei, die die Philosophen aller Länder schon seit mehreren Tausend Jahren beschäftigen. Fragen wie:

- Wer bin ich?
- Welche Ziele habe ich?
- Worin sehe ich Sinn? Was ist für mich unsinnig?

Der Fragenkatalog ließe sich unschwer verlängern und die unterschiedlichen Möglichkeiten an Antworten lang und breit erörtern. Aber wir schreiben ja keine philosophische Abhandlung, sondern möchten Ihnen nur Hinweise geben, in welchem Gesamtrahmen unser Thema „Gesundheit" zu sehen ist.

Für unser persönliches Wohlbefinden ist es jedenfalls gefährlich, in eingefahrenen Automatismen und unflexiblen Sichtweisen zu erstarren. Heben Sie also innerlich einmal ab und betrachten Sie sich und ihr Leben aus einer Hubschrauberperspektive, also von oben und mit Abstand. Sie werden vielleicht verwundert sein, wie anders dann alles aussieht.

Oder ein anderes kleines Experiment, das recht gut wirkt, wenn man in gedrückter Stimmung ist: Steigen Sie abends, wenn es dunkel ist, einmal auf einen Hügel oder einen Turm. Sehen Sie sich die Lichter der Stadt oder Dörfer in der Umgebung an. Mit großer Wahrscheinlichkeit verbergen sich hinter jedem Licht Probleme! Ziehen Sie die richtigen Schlüsse für sich daraus!

Betrachten Sie sich einmal aus der Hubschrauberperspektive!

Beide Experimente richten sich darauf, die Relationen besser wahrzunehmen, in welchen wir leben. Schauen wir nur auf uns selbst und unsere Probleme, neigen auch kleinere Sorgen dazu sich Türmen gleich zu erheben. Vergleichen wir unsere Situation aber zum Beispiel mit der eines krebskranken Kindes, dann relativiert sie sich unter Umständen sehr rasch. Wer nur auf sich selbst schaut, kapselt sich mehr und mehr von seiner Umwelt ab.

In der Folge versteht er dann auch sich selbst nicht mehr richtig, weil ihm die einordnende Relation fehlt. Es ist also Achtsamkeit in beide Richtungen erforderlich: sowohl Achtsamkeit auf sich selbst als auch Achtsamkeit auf seine Mitmenschen und Umwelt.

Achtsam zu sein bedeutet dabei: Sich der Grundbedürfnisse unseres Körpers und unseres Geistes bewusst und sensibel dafür zu sein, ob wir diesen mit unserer augenblicklichen Lebensweise gerecht werden. Und darauf zu achten, ob wir berechtigte Belange unserer Mitmenschen ausreichend berücksichtigen.

Um die eigene Achtsamkeit zu entwickeln, ist es nicht notwendig, sich wochenlang in ein Kloster zurückziehen und ein Schweigegelübde aufzuerlegen. Aber ein Mindestmaß an Sensibilität ist schon erforderlich. Von Bedeutung ist es, ein Gefühl für die wechselnden Rhythmen zu entwickeln, die unser aller Leben bestimmen. Wir sollten verinnerlichen, dass ständiger Wechsel ein Lebensprinzip ist: wachen und schlafen, anspannen und entspannen, zusammenziehen und auseinandergehen, belasten und erholen, Hunger verspüren oder satt sein. In jedem dieser Zustände ist im Kern schon immer sein Gegenteil angelegt. Einer ist ohne den anderen nicht denkbar. Dies hat die fernöstliche Philosophie schon früh erkannt und mit dem berühmten Symbol des Yin- und Yang-Kreises versinnbildlicht. Diese gegensätzlichen Zustände wechseln ständig, zum Teil sogar mehrfach täglich. Es muss sich daher eine Balance zwischen ihnen einstellen, wenn wir uns wohl fühlen möchten. Bei dauerhaftem Ungleichgewicht sind Missempfinden und Krankheiten die Folge. Etwas anderes ließe unser biologischer Bauplan auch gar nicht zu.

Wer wüsste das besser als ein Leistungssportler: Nach einem anstrengenden Training ist Erholung notwendig, sonst kann sich kein Trainingseffekt einstellen. Die Erkenntnis, dass die Schlüssel zum sportlichen Erfolg - Ernährung, Bewegung, Regeneration, Denken und Kontrollieren - alle miteinander zusammenhängen, ist für den erfolgreichen Sportler selbstverständlich. Ohne bedarfsgerechte, hochwertige Ernährung kann sich keine optimale Leistungsverbesserung einstellen, auch bei noch so intensivem Training.

Umgekehrt kann auch die beste Ernährung ohne Training keinen größeren sportlichen Effekt haben. Ohne entsprechende Motivation und Organisation wird auch der talentierteste Sportler sein Potential kaum ausschöpfen können. Und wer seine Fortschritte nicht protokolliert und kontrolliert, kann sich auch nie sicher sein, den richtigen Weg eingeschlagen zu haben.

Um sich gesund und wohl zu fühlen, sollten Sie sich sowohl an einigen medizinischen Ratschlägen und Messwerten als auch an Ihrem persönlichen Empfinden orientieren. In jedwedem Verzicht auf alle Genüsse des Lebens sehen wir jedenfalls keinen Königsweg zum Glück. Ein gesundes Lebensmotto könnte daher lauten: Maß halten mit Augenmaß - aber auch einem Augenzwinkern an den rechten Stellen!

In diesen Zusammenhang gehört auch die Empfehlung, das positive Denken zu trainieren. Auch wir haben beim Schreiben ab und an Gelegenheit zu dieser wichtigen Übung bekommen. Ein Beispiel: Da sitzen wir stundenlang konzentriert am PC und tippen uns die Finger wund, die Gedanken fließen, die Ohren glühen, das Ende des Kapitels erscheint am Horizont - und eben dann fliegt eine Sicherung raus, der PC geht aus, Zwischenspeichern vergessen, diverse Seiten sind futsch und die geballte Kreativität der Autoren gilt - zumindest im ersten Moment - dem Formulieren bislang unerfundener Flüche - ein ganz witziges Geschäft, aber bestimmt kein gesundes.

Denn wer sich komplett von solchen Emotionen hinreißen lässt, beginnt am besten gleich mit dem Abfassen eines neuen deutschen Schimpfwörterbuches. Die Erinnerung an den Ursprungstext verblasst über dem Ärger nämlich ziemlich rasch. Wem hingegen daran liegt, dass er der Nachwelt in freundlicher Erinnerung bleibt, der hadert nicht mit dem Missgeschick, sondern setzt sich hin und schreibt sofort auf, was ihm noch frisch vom Ursprungstext in Erinnerung ist. Dieses Vorgehen spart enorm viel Zeit und hebt auch die Stimmung wieder an, weil es besser ist, wenigstens Teile zu retten, als alles in den Wind schießen zu lassen. Also haben wir uns berappelt...

Der positiv Denkende handelt somit lösungsorientiert. Der Choleriker hingegen blockiert sich selbst und ist fest davon überzeugt, dass sich das Schicksal missgünstig gegen ihn verschworen hat. Die schönen Dinge nimmt er kaum wahr, sondern seine Aufmerksamkeit richtet sich vorwiegend auf das Negative, und zwar ohne dass ihm dies bewusst wird. Auf diese Weise entsteht eine immer negativere Grundstimmung.

**Der positiv Denkende handelt lösungsorientiert.
Der Choleriker blockiert sich.**

Die Stressforschung lehrt uns, dass sich negative Ereignisse nachhaltiger und stärker einprägen als positive. Dies ist evolutionsbiologisch durchaus sinnvoll, denn eine Gefahr zu übersehen kann tödlich sein. Umgekehrt ist das Ausblenden positiver Emotionen für das Überleben keine Bedrohung, sodass unsere negativlastige Wahrnehmung von hierher verständlich ist. Wer sich diese Vorgänge allerdings bewusst macht, kann sich das genetische Erbe aus der Steinzeit zu Nutze machen, denn schließlich können wir auch positive Emotionen suchen und entsprechend auf uns einwirken lassen.

Folgende einfache Übung kann die Entwicklung positiver Denkmuster fördern: Stecken Sie sich morgens einige Murmeln oder kleine Kugeln in die linke Hosentasche. Im Tagesverlauf lassen Sie jedes Mal, wenn Ihnen etwas Erfreuliches begegnet, das positive Emotionen bei Ihnen auslöst, eine Kugel von der linken in die rechte Tasche wandern. Abends zählen Sie die Kugeln in der rechten Tasche und erinnern sich auf diese Weise an die guten Momente des Tages. Diese einfache Methode schärft den Blick für das Positive, das uns umgibt. Darüber hinaus beginnen wir die guten Momente zu suchen oder sogar bewusst herbei zu führen. Im Tagesdurchschnitt achten wir so auf deutlich mehr positive Gefühle, was erheblich zu unserem Wohlsein beiträgt.

**Positives Denken fällt uns nicht zu,
aber es lässt sich trainieren.**

B. Motivation und Ziele

„Hach, bin ich heute motiviert!", denkt sich des Morgens beim Klingeln des Weckers der Student, zieht sich die Bettdecke wieder über den Kopf und verschläft den Rest des Vormittags. Ein klarer Fall fehlender Motivation. Vielleicht hat er das falsche Studienfach gewählt.

Doch was heißt Motivation und woher kommt sie? Das Wort leitet sich ab vom lateinischen Verb „movere" und bedeutet so viel wie „bewegen". Im übertragenen Sinne ist Motivation also das, was uns in Bewegung setzt, eine antreibende Kraft.

Es versteht sich fast von selbst, dass wir uns nur dann in Bewegung setzen (oder setzen lassen), wenn zu diesem Kraftaufwand auch ein Ziel ersichtlich ist. Einfach gesagt, bewegt sich nur, wer auch weiß wozu. Deshalb bleibt unser Student ja in seiner Koje. Alles andere wäre auch widersinnig.

Nun sehen wir tagtäglich, dass praktisch die ganze Welt in der Gegend herumrennt. Diese unbestreitbare Tatsache verleitet leicht zu der Annahme, dass nach der obigen Prämisse vermutlich auch alle ein Ziel haben. Haben sie auch. Die Frage ist nur, ob es ein sinnvolles Ziel ist.

Verfolgen wir Ziele, die nicht sinnvoll sind, verpulvern wir unsere Kraft und laufen ins Leere. Das müssen wir durchaus nicht immer bemerken, zumindest nicht sofort. Wenn wir es aber bemerken, erlahmt unsere Motivation, uns auf das falsche Ziel hin zu bewegen, fast augenblicklich. Selbst wenn wir uns mit Pflichten, Verträgen, Versprechen oder anderweitig an die Ziele gebunden haben, so ist der Elan dennoch passé. Alles wird schleppend, wir geraten ins Stocken, müssen uns zwingen, kämpfen gegen uns selbst. Der Zielkonflikt ist da: Die Vernunft fragt: Wozu? Der Verstand befiehlt: Dazu! Ergebnis: Die Seele streikt - wir werden krank.

Das Verfolgen sinnloser Ziele
ist reine Energieverschwendung.

Wir werden nun einen Teufel tun und Ihnen vordeklinieren, was sinnvolle Ziele für Sie persönlich sind und was nicht. Schließlich haben wir Ihnen versprochen, uns keiner esoterischen Übergriffe schuldig zu machen, und daran halten wir uns auch. Aber vielleicht helfen Ihnen ein paar Anregungen, das doch recht weite Problemfeld einzugrenzen.

Ziele, die gegen Ihre persönlichen Werte verstoßen, sollten Sie nicht verfolgen. Hierzu ist es notwendig, dass Sie sich dieser Werte bewusst sind. Legen Sie einfach eine Liste an, dann haben Sie rasch den Überblick.

Ziele, die zeitweilig gegen einen dieser Werte verstoßen, aber einem anderen Wert dienen, der einen noch höheren Rang bei Ihnen hat, dürfen Sie verfolgen, ohne die Gefahr einzugehen, krank zu werden. Hier ist zweierlei von Bedeutung: behalten Sie den höheren Zweck im Auge und setzen Sie diesem Treiben zeitliche Grenzen. Andernfalls schlägt es Kerben in Ihre Seele.

Für Ziele, die zu den Zielen Ihrer Mitmenschen oder gar Ihrer Familie völlig konträr sind, sollten Sie schon sehr gute Gründe haben. In jedem Fall sind Sie sonst akuter Trennungsgefahr ausgesetzt. Fragen Sie sich, ob es das wert ist.

Für alle materiellen Ziele gilt - wir haben dies schon an anderer Stelle erwähnt -, dass ihnen keine vorrangige Bedeutung eingeräumt werden sollte. Zumindest nicht über das Maß einer kommoden Lebenseinrichtung hinaus. Es ist sehr gut untersucht, dass ein bloßes Mehr an Quantität oder gar Luxus schon nach kurzer Zeit der Gewöhnung kein bisschen zur Steigerung unseres Wohlbefindens beiträgt. Oder anders ausgedrückt: Aus den Palästen der Reichen dieser Welt dringen fast ebenso viele Seufzer zum Himmel wie aus den Hütten der Armen. Es muss schließlich einen Grund dafür geben, dass sündhaft teure New Yorker Psychiater im Börsenviertel auf Jahre hin ausgebucht sind.

Materiellen Zielen sollte keine vorrangige Bedeutung zukommen.

Wir predigen Ihnen hier aber auch nicht den Umkehrschluss, als Entsagungskünstler Ihr Seelenheil in einer Strohhütte im Busch zu suchen. Doch irgendwo in der Mitte muss die Wasserscheide des persönlichen Glücks verlaufen. Es scheint daher ratsam, unser Glück nicht in Extremen zu suchen. Nicht umsonst empfahl der griechische Philosoph Aristoteles eine Ethik der Mitte zwischen den Extremen als den richtigen Weg zu Glück und Gesundheit. (Aristoteles, hrsg. Gigon 1978) Ein ebenso einfacher wie erprobter Rat ist es, uns unserer wahren Bedürfnisse bewusst zu werden und sie Partnern und Mitmenschen offen und ehrlich zu kommunizieren. Dass dabei mitunter ein wenig Taktgefühl gefragt ist, sollte selbstverständlich sein. Es muss ja niemand dem anderen gleich ins Gesicht springen. Dennoch wollen wir alle gerne wissen, woran wir sind. Nur auf dieser Grundlage lassen sich stabile Beziehungen aufbauen. Und diese tragen entscheidend zu unserem Wohlbefinden bei!

Neben diesen inhaltlichen Gesichtspunkten zu unseren persönlichen Zielen gibt es noch eine formale Seite zu beachten. Sie betrifft die Frage, wie Ziele beschaffen sein sollten, damit sie sinnvoll sind. Im Projektmanagement hat sich die sogenannte **SMART**-Regel herauskristallisiert. Sie besagt, dass Ziele folgenden Anforderungen genügen sollten:

Spezifisch (also genau definiert und abgegrenzt)
Messbar (nur dann ist Überprüfbarkeit gewährleistet)
Akzeptiert (nur wenn Einigkeit besteht, werden sie auch verfolgt)
Realistisch (ernst genommen wird nur das Mögliche, nicht das Unmögliche)
Terminiert (also zeitlich eingegrenzt)

Was für Unternehmensabläufe gilt, muss nicht gleichermaßen auch für unser Privatleben gelten. Dennoch kann es in Einzelfällen sinnvoll sein, zu überprüfen, ob solche Anforderungen auch für unsere eigenen Zielsetzungen hilfreich sein können. Vernünftige, sinnvolle Ziele sollten die Messlatte daher nicht so hoch legen, dass wir aus Frustration, sie sowieso nicht erreichen zu können, einfach darunter durch marschieren. Die Ziele sollten die Messlatte aber auch nicht so niedrig legen, dass wir keinen Anreiz mehr sehen, sie zu erreichen und einfach über die Latte hinweg steigen.

C. Bewegung

Im folgenden Teil erläutern wir einige Grundbegriffe der Bewegungslehre. Dies ist notwendig, um die Funktionsvielfalt unseres Körpers, seine Anpassungsfähigkeit und schließlich auch den Sinn unseres Bewegungsprogramms im Praxisbuch zu verstehen. (Vgl. Hohmann/Lahmes/Letzelter 2010)

Alle unsere Bewegungen erfordern ein Mindestmaß an Kraft, Ausdauer, Beweglichkeit, Koordination und Schnelligkeit. Daher nennt man diese Fähigkeiten *motorische Grundeigenschaften* (abgeleitet vom lateinischen Verb movere = bewegen).

Bei Ausübung bestimmter Sportarten dominieren meist ein oder zwei dieser motorischen Grundeigenschaften. Der Langläufer braucht eine besonders gute Ausdauer, der Gewichtheber vorwiegend Kraft und der Turner Kraft, Beweglichkeit und ausgeprägtes Koordinationsvermögen. Daher ist es verständlich, dass der Anteil an Krafttraining bei einer zierlichen Turnerin von anderer Gewichtung ist als bei einem Heber der Superschwergewichtsklasse. Oder haben Sie schon einmal einen Superschwergewichtler auf dem Schwebebalken gesehen? Eben! „Superschwergewicht“ und „schweben“ schließen sich schon rein logisch aus.

Das Trainingsziel eines gesundheitsbewussten Menschen sollte von den Erfordernissen des Alltags abgeleitet und an medizinischen Gesichtspunkten orientiert bleiben. Für den Gesundheitssportler spielen die grundlegenden motorischen Eigenschaften *Kraft, Ausdauer, Beweglichkeit* und *Koordination* eine wichtige Rolle, während wir die *Schnelligkeit* in diesem Zusammenhang für vernachlässigbar halten. Schließlich muss im Alltag ja niemand so schnell wie ein 100 Meter-Sprinter sein, nur damit er seinen Bus erreichen kann. In den weitaus meisten Fällen fährt ja in wenigen Minuten der nächste.

Auch auf die weitere, für alle Sportarten wichtige Grundeigenschaft „Technik“ gehen wir nicht weiter ein. Unseren Alltagsbewegungen liegt ja keine einheitliche Technik zu Grunde, wenngleich es im Einzelfall grundlegende

Ausführungsregeln zu beachten gilt. Wer von unseren Leserinnen und Lesern aufgrund von Rückenproblemen einmal eine „Rückenschule“ mitgemacht und das rückenschonende Lastheben oder richtige Körperdrehungen beim Aufstehen aus dem Bett erlernt hat, weiß, wovon die Rede ist.

1. Was ist Training?

Die persönliche Leistungsfähigkeit eines Menschen hängt von seinem Trainingszustand ab. Der Organismus passt sich nämlich den Anforderungen an, die wir ihm abverlangen. Training ist daher ein *geplanter* Prozess, in dem Trainingsreize eine körperliche und geistige Anpassung auslösen. Das gewünschte Resultat ist die Leistungssteigerung. Wichtig ist dabei die Rhythmik des Trainingsprozesses. Sie betrifft das individuell richtige Verhältnis der Belastungsphasen zu den Erholungsphasen. Die erhofften geistigen und körperlichen Anpassungen finden nämlich in den Erholungsphasen statt. Deshalb ist es so wichtig, ihnen genügend Zeit einzuräumen. Überzogener Ehrgeiz, der keine Pausen einhält, ist somit nicht nur fehl am Platz, sondern sogar kontraproduktiv. (Vgl. Martin/Carl/Lehnertz, 2001)

Den beiden Fragen:“ *Wie viel* soll ich tun und *wie anstrengend* darf das sein?“ kommt also große Bedeutung zu. Sowohl die richtige Menge an Bewegung, also der Trainingsumfang, als auch die Frage der Trainingsintensität muss sorgfältig erwogen werden. Wichtig ist, dass Ihr Sportprogramm persönlich auf Sie abgestimmt ist. Gesundheitliche Einschränkungen, auch zeitweiliger Natur, dürfen nicht übergangen werden. Die Belastung muss auf Ihre individuelle Fitness abgestimmt sein. Sie sollten sich *richtig fordern* - und dies bedeutet: weder unterfordern noch überfordern, denn in beiden Fällen bleiben die erwünschten Trainingseffekte aus. Zudem sollten Sie über aussagefähige Selbstkontroll-Maßnahmen informiert sein, denn nur dann können Sie überprüfen, ob Sie auf dem richtigen Weg sind.

Ein Beispiel: Eine Frau mittleren Alters wird durch die plakative Überschrift eines Magazins angestachelt, sich ihrer Problemzonen anzunehmen. Sie stürzt ins nächste Fitnessstudio, lässt sich zu einem längerfristig laufenden Vertrag mit mindestens dreimonatiger Kündigungsfrist zu - sagen wir einmal defensiv - 40 Euro im Monat überreden. Man schreibt ihr ein kleines Trainingsprogramm, dreht eine Runde mit ihr durchs Studio, zeigt ihr kurz die einzelnen Übungen und - lässt sie ansonsten allein. (Alle Studiobetreiber, die sich *nicht* so verhalten, seien unseres ehrlichen Respekts versichert! Aber vermutlich erheben sie dann deutlich höhere Beiträge, die sich für die meisten Interessenten verbieten.) Die schönen blinkenden Gerätschaften verlocken. Unsere Probandin stürzt sich voller Ehrgeiz ins Geschehen und absolviert die ersten Trainingseinheiten. Sie lernt die richtige Technik nicht in ausreichendem Maße und steigert das Gewicht und die Anzahl der einzelnen Übungen zu rasch.

Das Resultat lässt nicht lange auf sich warten, Fehl- und Überbelastungen haben Muskelverspannungen oder gar Verletzungen im Gefolge. Das Ergebnis: Bumm, aus! Unsere Probandin geht nicht mehr hin! Zwei Monatsbeiträge sind für die Katz' - aber nur, wenn sie nicht vergisst, rechtzeitig zu kündigen. Ansonsten darf sie sich noch länger als großzügiger Studiosponsor betätigen. Der altbewährte Spruch „Sport ist Mord" wird rasch wieder zum neuen Lebensmotto. Die gewohnten Tröstungen aus der Keksdose sind zur Hand und die Kuhle im geliebten Sofa wird nach kurzer Zeit noch tiefer, als sie es in der Vor-Sport-Ära war.

Gleiches widerfährt auch vielen Hobbyläufern, die im besten Glauben, etwas für ihre Gesundheit zu tun, in die Wälder und Felder schwärmen, aber nicht wissen, welche Laufstrecke in welchem Tempo gerade gut für sie ist, und was beim Laufen technisch zu beachten ist. Ruckzuck stellen sich hartnäckige und schmerzhafte Knie-, Hüft- oder Achillessehnenbeschwerden ein und verleiden den Joggingjüngern die Gesundheitsinitiative und ein schönes Naturerlebnis.

Bitte glauben Sie uns: Diese Fälle haben wir nicht konstruiert, sondern dutzendfach erlebt. Mit einer realistischen Erwartungshaltung und bei Beachtung einiger biologischer Gesetzmäßigkeiten sollte dies nicht passieren. Keinesfalls möchten wir Sie durch diese mahnenden Worte von körperlicher

Aktivität abhalten, denn Muskeltätigkeit ist für eine intakte Gesundheit unverzichtbar. Wahrscheinlich wurde die Muskelaktivität in ihrem bedeutenden Einfluss auf unser Wohlbefinden bislang sogar weit unterschätzt.

2. Motorische Grundeigenschaften

Im Folgenden betrachten wir die für unseren Zusammenhang wichtigsten sogenannten *motorischen Grundeigenschaften*. Sie sind die Voraussetzungen dafür, dass wir uns überhaupt bewegen können und den vielfältigen Herausforderungen des Alltags gewachsen sind, sofern sie genügend ausgeprägt und trainiert worden sind.

a. Kraft

Die dänische Ärztin Bente Pedersen erforscht die Bedeutung von Botenstoffen, die ein aktiver Skelettmuskel aussendet. Diese von ihr so benannten „Myokine“ aktivieren die Fettverbrennung, beeinflussen andere Organe, sogar das Gehirn und sollen vor Demenz schützen. Etwa 400 dieser größtenteils noch unerforschten Substanzen produzieren unsere Muskeln. Bei Inaktivität ist die Myokinproduktion unzureichend und die positiven Wirkungen auf den gesamten Organismus bleiben aus. (Pedersen, 2007)

Zu dieser aktuellen Erkenntnis passen auch die Ergebnisse einer internationalen Langzeitstudie über 19 Jahre an über 8.800 Männern zwischen 20 und 80 Jahren, die feststellte, dass eine schwache Muskulatur und schlechte Ausdauer die Sterblichkeit um bis zu 50 Prozent erhöht. Diese Ergebnisse zeigen, von welcher Bedeutung eine gut entwickelte Muskulatur für unsere Gesundheit ist. Daher sollten Kraftübungen in Kombination mit einem Ausdauerprogramm in einem allgemeinen Fitnesstraining keinesfalls fehlen. Besonders Menschen in fortgeschrittenem Alter profitieren stark vom Erhalt ihrer Muskelmasse, die ein enormes Plus an Lebensqualität beschert. Die Muskulatur gibt unserem Skelett Stabilität, hält uns aufrecht und im Gleichgewicht. Und ganz beiläufig sorgt sie auch für ein ansprechendes Aussehen. (Halle, 2008)

Bei der Auswahl von Kraftübungen ist es erforderlich, die individuellen Gegebenheiten der Trainierenden zu berücksichtigen. Dies betrifft etwa deren *körperliche Voraussetzungen* wie Größe oder Gewicht, ihr *Lebensalter*, das *Trainingsalter* (also die Frage, ob bereits regelmäßiges Training stattgefunden hat und somit Erfahrungen vorhanden sind). Es betrifft aber auch das *technische Können*, ihr *Koordinationsvermögen* sowie etwaige *körperliche Einschränkungen*, wie sie durch muskuläre Ungleichgewichte (Dysbalancen), Fehlstellungen der Extremitäten, Gelenke oder der Wirbelsäule, Fehlhaltungen, vorhandene Verletzungen oder auch organische Leiden vorliegen können.

Mit einem Wort: Krafttraining sollte möglichst individuell von Fachkundigen geplant werden, damit es nachhaltig positiv wirkt und Fehlbelastungen vermieden werden.

Nach unseren Erfahrungen sollte der Fokus eines solchen Trainings zunächst auf der Stärkung der Rumpfkraft liegen, da sich hier in der Regel die meisten Defizite zeigen. Aus Gründen der physiologischen Anpassung sollte das Krafttraining zudem längerfristig angelegt werden. Muskeln wachsen zwar rasch, mehr Muskelmasse baut sich bei entsprechenden Trainingsreizen schon binnen weniger Wochen auf. Alle Muskeln enden aber in Sehnen und/oder hängen an Bändern. Diese Gewebe sind sehr viel schlechter durchblutet und haben daher einen erheblich langsameren Stoffwechsel als die Muskulatur. Daher benötigt unser Bänder- und Sehnenapparat bis zu einem Jahr Zeit zu einer entsprechenden Anpassung an veränderte Belastungen, die die Muskulatur auf sie ausübt.

Gleiches gilt für die Anpassungsprozesse des Skeletts, das unter den Trainingsreizen von Zug und Druck eine erhöhte mechanische Stabilität der Knochen durch eine vermehrte Kalziumeinlagerung aufbaut. Dieser Prozess ist von großer Bedeutung für die Vermeidung von Unfällen, wie sie vor allem im Alter durch Osteoporose - also eine Schwächung der Knochensubstanz - hervorgerufen werden. Der bei Senioren gefürchtete Oberschenkelhalsbruch hat nicht selten eine dauerhafte Pflegebedürftigkeit zur Folge. In vielen Fällen könnten diese dramatischen Folgen durch ein frühzeitiges, konstantes

Krafttraining vermieden werden, weil die Knochensubstanz dann deutlich stärker und somit belastbarer wird.

b) Ausdauer

Auch eine gut entwickelte Ausdauer ist für unser Wohlbefinden von Bedeutung. Wenn wir hier von Ausdauer sprechen, meinen wir die Widerstandsfähigkeit gegen körperliche und geistige Ermüdung. Diese ist wesentlich von der Leistungsfähigkeit des Herz-Kreislauf-Systems und des Energiestoffwechsels der Muskelzellen abhängig.

Zur Erreichung unserer Gesundheitsziele ist die Entwicklung der sogenannten *Grundlagenausdauer* entscheidend. Diese wird bei Belastungen entwickelt, die wir über einen längeren Zeitraum (zu Beginn 20-30 Minuten) erbringen können, ohne dabei Atemnot zu verspüren. Bei ruhigem Tempo wird nämlich die Energie im Muskel durch Fettstoffwechsel gewonnen. Damit erzielen wir einen Effekt, der den Meisten von uns gut tut, weil zum einen unsere Grundlagenausdauer verbessert und zum anderen eine zuverlässige Gewichtsreduktion erreicht wird. Sofern wir beim anschließenden „Nachtanken“ maßhalten! Nein, liebe Bajuwaren, damit ist nicht „Moaßhalten“ gemeint!

Diese Ausdauerform können wir recht lange durchhalten. Forscher haben errechnet, dass es uns Menschen prinzipiell problemlos möglich wäre, 8 Stunden am Tag durchgehend zu joggen. Ja, Sie haben richtig gelesen - 8 Stunden! Und durchgehend! Zu Zeiten der Sammler und Jäger, wie in unserer kleinen Zeitreise am Beginn des 2. Kapitels, dürfte das in etwa der tägliche Durchschnittswert gewesen sein. Bitte machen Sie sich Ihren Reim darauf! Vielleicht zunächst einmal mit 8 Minuten...

Die erste Regel für alle „Ausdauer-Azubis“ lautet also: Laufen ohne zu schnaufen! Das Tempo aller Ausdauerformen sollte so gewählt werden, dass Sie sich dabei noch problemlos unterhalten können. Wenngleich es zugegebenermaßen für den schwimmenden Teil der Bevölkerung schwer ist, sich unter Wasser zu unterhalten.

Ausdauertraining lässt sich zu jeder Jahreszeit in jeder Umgebung durchführen und hat daher die weitaus geringsten Einstiegshürden. Natürlich ungeachtet der unerschöpflichen Phantasie unseres kleinen Teufels, dem alle möglichen und unmöglichen Gründe einfallen, warum es hier und heute gerade wieder mal nicht möglich ist. Doch die Bewältigung dieses Problems müssen wir Ihnen leider weitgehend selbst überlassen. Wir sind eben keine Exorzisten.

Das Joggen möchten wir Ausdauernovizen an dieser Stelle und mit unserer Schwerpunktsetzung Gesundheit zunächst nicht empfehlen. Zur Vermeidung dauerhafter Fehlbelastungen und schwerer Verletzungen ist das Erlernen einer ausreichend guten Lauftechnik unabdinglich. Wer etwas übergewichtig ist, belastet beim Laufen seine Gelenke in der Regel zu stark. Auch die Wahl des Schuhwerks in Abhängigkeit von der Bein- und Fußstellung ist zu beachten.

Uns ist natürlich bewusst, dass in vielen Veröffentlichungen das hohe Lied des Joggens gesungen wird. Richtig betrieben und mit der richtigen technischen Ausbildung und Ausrüstung sowie bei günstigen körperlichen Voraussetzungen ist es auch gesund. Nur allzu oft verhält es sich aber gegenteilig: Die Jogging-Jünger starten enthusiastisch in den Wäldern und Fluren und enden desillusioniert in den orthopädischen Wartezimmern.

Für Einsteiger ist Nordic-Walking eine besser geeignete Sportart, gut dosierbar und überall ausführbar. Gut 90 Prozent aller Muskeln arbeiten beim Nordic-Walking durch den zusätzlichen Stockeinsatz. Hierdurch ist der Energieverbrauch von Nordic-Walking deutlich höher als beim normalen Gehen - bei gleichem Zeiteinsatz!

Das Schwimmen ist mit mehr Aufwand verbunden, aber besonders für Übergewichtige sowie Personen mit Gelenkschäden erste Wahl. Das Wasser trägt den Körper und entlastet hierdurch die Gelenke. Zudem wirkt der Wasserdruck positiv auf das Gefäßsystem. Der Temperaturunterschied zu unserer

Körpertemperatur kurbelt die Verbrennung an und kräftigt das Immunsystem. Darüber hinaus werden sehr viele Muskeln unseres Körpers beansprucht und die Atmung gestärkt. Betont sei aber, dass das Erlernen der richtigen Schwimmtechnik sehr wichtig ist. Sie sollten sich das Kraulen mit einer wechselnden Rechts-Links-Atmung bei jedem dritten Armzug sowie die dafür richtige Kopfdrehung aneignen, um einseitigen Belastungen der Halswirbelsäule und Rückenmuskulatur entgegenzuwirken.

Das Rückenschwimmen ist generell am empfehlenswertesten - mit der Einschränkung, dass Sie ohne Leinen im Wasser nicht so einfach geradeaus schwimmen werden, daher vermutlich ständig mit anderen zusammenstoßen und der eine oder andere deshalb mit einem Schädelbasisbruch am Beckengrund landet und hoffen muss, dass der Bademeister wieder rechtzeitig von seiner Kaffeepause erscheint. Sie lachen? Von wegen - alles schon erlebt! Zugegeben, der Schädelbasisbruch war übertrieben.

Weniger empfehlenswert ist das Brustschwimmen, weil auch hier die Wenigsten über die korrekte horizontale Wasserlage verfügen. Hierdurch legt man ständig den Kopf nach hinten in den Nacken, wodurch die Halswirbelsäule fehlbelastet wird. Auch die Knie profitieren dauerhaft nicht sonderlich vom Brustbeinschlag.

Fassen wir die Vorzüge einer guten Grundlagenausdauer noch einmal zusammen:

Sie macht uns generell körperlich und geistig leistungsfähiger. Unsere Blutmenge vermehrt sich und das Blut fließt besser. Der Querschnitt unseres Gefäßsystems nimmt zu. Hierdurch wird die Versorgungsleistung unserer Muskulatur und Organe mit Sauerstoff und Nährstoffen gesteigert. Der Blutdruck wird reguliert. Die Hormonproduktion wird angekurbelt, was für alle Wachstums- wie Erholungsprozesse von Bedeutung ist.

Die wiederholte Entleerung der muskulären Energiespeicher erhöht in der Folge durch Anpassung deren Speicherkapazität. Die Anzahl unserer

Mitochondrien wächst. Dies sind die kleinen „Kraftwerke", die in den Zellen die Zucker und Fette in Energie umsetzen. Je mehr Mitochondrien unsere Muskelzellen besitzen, umso mehr Energie steht den Zellen zur Verfügung, was uns leistungsfähiger macht.

Weiterhin verbessert Ausdauertraining die Erholungsfähigkeit. Die Wirkung von Stresshormonen vermindert sich und wir werden resistenter gegen Störfaktoren - gerade für stressbelastete Personen neben den positiven körperlichen Effekten auch ein wichtiger mentaler Gewinn. Unser Immunsystem wird stimuliert (solange die Belastungen nicht im Hochleistungsbereich stattfinden). Wir werden weniger erkältungs- und verletzungsanfällig.

c) Beweglichkeit

Eine weitere wichtige Grundeigenschaft eines gesunden Menschen ist eine gute Beweglichkeit. Beweglichkeit verstehen wir hier als eine rein körperliche Fähigkeit (auch wenn uns natürlich klar ist, dass geistige Beweglichkeit gleichfalls einen großen gesundheitlichen Wert haben kann). Wenn wir beweglich sind, dann ist es uns möglich, unseren von Natur aus gegebenen physischen Bewegungsspielraum vollständig auszufüllen. Anders gesagt: Wir sind dann in der Lage, alle Bewegungen, die für unsere Gelenke, Extremitäten und unsere Muskulatur von Natur aus vorgesehen sind, auch auszuführen. Und eben da liegt der Hase im Pfeffer: von *Natur* aus!

Denn unsere *kulturbedingten* Bewegungsweisen, wir haben dies ja schon an vielen Beispielen ausgeführt, sind so ziemlich alles - aber nicht mehr natürlich!

Das glauben Sie nicht? Dann laden wir Sie gerne einmal in einige Schulklassen zu ein paar wenigen Minuten Dehnungsgymnastik ein. Sie werden leicht feststellen, dass zwischen der Beweglichkeit der Schülerinnen und Schüler und dem Zaunlattensortiment im Baumarkt leider kein prinzipieller, sondern höchstens noch ein gradueller Unterschied besteht. Auf 100 Kinder kommen keine 10, die beweglicher sind als die Autoren dieser Zeilen - und auch wir stehen nun mit über 50 Lenzen nicht gerade im Verdacht, uns noch als Nachwuchstalente für rhythmische Sportgymnastik anzubieten.

Die Frage, ob diese erschütternde körperliche Steifheit nun mit einem besonders losen Mundwerk kompensiert werden kann - gleichfalls ein aktueller Schulbefund - überlassen wir an dieser Stelle gerne der erzieherischen Phantasie der hierfür zuständigen Eltern.

Doch ernsthaft: Dieser Befund ist alarmierend! Denn mit großer Wahrscheinlichkeit sind diese Kinder später als Erwachsene noch unbeweglicher - was analog auch für Ihre Ausdauer gelten dürfte. Dann sind ernsthafte Erkrankungen vorprogrammiert.

Zurück zur Beweglichkeit: Sie umfasst unsere *passiven* körperlichen Strukturen, also die Gelenke, das Skelett und die Bänder sowie die *aktiven* Strukturen, also alle unsere 656 Muskeln und die dazu gehörigen Sehnen. Da die Muskulatur die Bewegungen unseres Körpers erzeugt, muss sie kräftig und flexibel genug sein, um den Bewegungsspielraum der Gelenke vollständig nutzen zu können. Dieser verringert sich, wenn er nicht genutzt wird.

Das Ergebnis sitzt dann in Form von Kopfschmerzen, Konzentrationsstörungen, Migräne, Schiefhälsen, Wirbelsäulenproblemen, Hexenschüssen, Rundrücken, Hohlkreuzen, Beckenschiefständen, Kniebeschwerden, Senk-, Platt-, Knick- und Spreizfüßen und dergleichen orthopädischen Bilderbuchbefunden mehr in den Schulklassen, Büros und an den Arbeitsplätzen dieser Welt und die Betroffenen jammern, was das Zeug hält.

Dagegen gibt es nur ein Mittel, aber ein sehr probates: Zurück zur natürlichen Bewegung! Zumindest ein Stück weit. Dies haben andere Kulturen sehr viel besser begriffen als unsere vermeintlich so fortschrittliche westliche. Wir sind so fortschrittlich, dass wir uns am Ende noch selbst abschaffen. Sehen wir hingegen des Morgens in die Parks in China, Taiwan, Japan oder Korea, dann würde es niemandem einfallen, sich über die große Menge äußerst beweglicher junger wie alter Menschen zu wundern, die hier mit schöner

Regelmäßigkeit zum gemeinsamen Tai Chi, zu Tanz oder eben einer allgemeinen Morgengymnastik zusammenkommen.

Beweglichkeit ist pure Lebensqualität! Wir schaffen es zwar, mit Pillen und Pasten die Quantität unseres Lebens zu mehren, aber schon kurz nach der Hälfte dieser Zeit droht rapider Qualitätsverlust. Schließlich flattert das Antragsformular für Pflegestufe 1 auf den Schreibtisch.

Beweglichkeit ist pure Lebensqualität!

Schon mit geringem Aufwand - rund 15 Minuten pro Tag genügen - lassen sich Gelenkbeweglichkeit und Muskelflexibilität deutlich verbessern. Hierzu sind auch keine artistischen Verrenkungen nötig. Orientieren Sie sich vielmehr an Ihren Alltagsbewegungen - und üben Sie dann die gegenteiligen! Denn Sie möchten ja nicht verstärken, was Sie bereits in Ihrem Bewegungsspielraum einengt, sondern diesen erweitern.

Beachten Sie bei der Auswahl Ihrer Übungen am besten immer ein bestimmtes System. Üben Sie zum Beispiel von „oben nach unten" oder „von vorn über rechts, über links, nach hinten". Auf diese Weise vergessen Sie keine Muskelpartien. Strecken, dehnen und räkeln Sie sich nach Herzenslust - Dehnung soll nicht weh, sondern gut tun.

Bitte sehen Sie uns nach, wenn wir hier scheinbar Selbstverständliches aussprechen. Doch wir haben schon allzu viele Patienten mit schmerzhaften Muskelverhärtungen und entsprechenden Fehlhaltungen und Folgeschäden behandelt, die nicht wussten, woher ihre Beschwerden kommen und wie man sie ohne Spritzen und Tabletten in den Griff bekommt. Hunderte unterschiedlicher Übungen, die man überall ohne großen Aufwand durchführen kann, könnten Abhilfe schaffen.

d) Koordination

Ganz allgemein verstehen wir unter dem Begriff der *Koordination* das gerichtete Zusammenspiel von Zentralnervensystem mit Skelettmuskulatur, um zielgerichtete Bewegungen ausführen zu können. Oder weniger abstrakt: Wenn wir mit Messer und Gabel essen möchten, dann gibt unser Wille dieses Ziel vor, unser Hirn sendet die entsprechenden Nervenimpulse an die benötigte Muskulatur und diese lösen die notwendigen Anspannungs- und Entspannungsreaktionen aus. Auf diese Weise können wir den Happen endlich auf die Gabel spießen und zum Mund führen. Selbstverständlich hätten wir den Prozess mit den detaillierten Beschreibungen der physikalisch-chemischen Auslösung der Aktionspotentiale in den einzelnen Nervenzellen sowie deren Folgekaskaden sehr viel differenzierter beschreiben können, aber dann würden wir vermutlich alle verhungern.

Zum Glück haben wir uns diese Fähigkeiten lebenslang für die wichtigsten Tätigkeiten antrainiert und beherrschen sie unbewusst. Tatsache ist aber auch: Wir können sie buchstäblich auf einen Schlag verlieren und müssen sie uns dann wieder mühsam antrainieren. Schlaganfallpatienten stehen vor dieser schweren Aufgabe. Auch ein gesundes Kind muss sie meistern, lernt aber sehr viel rascher als wir Erwachsene.

Fordern und fördern wir uns von Kindesbeinen an mit vielfältigen Bewegungsaufgaben, dann entsteht im Laufe der Zeit die Bewegungsqualität der *Gewandtheit*. Bewegungen sehen dann zunehmend fließend, weich und natürlich aus - gleichgültig, wozu sie dienen. Wir sind dann jederzeit auf plötzliche Änderungen der Bewegungsaufgaben gefasst und reagieren instinktiv richtig auf sie. Stolpern wir zum Beispiel im Dunkeln, dann fallen wir nicht hin wie ein Brett, sondern sind in der Lage geschmeidig abzurollen. Wir verfügen über ein gutes Rhythmusgefühl und eine rasche Reaktionsfähigkeit. Kurzum: Koordinationsfähigkeit bereichert unser Leben und macht es zudem auch ein Stück sicherer.

Wenngleich Kinder weitaus schneller lernen, sind auch Erwachsene noch zu deutlichen Verbesserungen koordinativer Leistungen in der Lage. Schon einfache Gleichgewichtsübungen, wie Stehen auf einem Bein oder Stehen mit geschlossenen Augen, können positive Effekte auslösen. Sturzgefährdete Senioren profitieren sehr stark von koordinativem Training.

Jonglieren Sie einmal mit einem, dann zwei und dann drei Tennisbällen. Das macht Spaß und ist vollkommen ungefährlich. Anstrengend ist es auch nicht. Zumindest dann nicht, wenn Sie einen spielbegeisterten Hund haben, der Ihnen die zu Boden gefallenen Bälle apportiert.

Da alle unsere alltäglichen Bewegungen koordinativ verankert sein müssen, steht uns ein schier unerschöpflicher Spiel- und Übungsplatz zur Verfügung. Verrichten Sie einfach einmal alles, was Sie ansonsten mit der rechten Hand erledigen, mit der linken beziehungsweise umgekehrt, wenn Sie Linkshänder sind. Beginnen Sie diesen Seitenwechsel zum Beispiel beim morgendlichen Zähneputzen. Oder laufen Sie Treppen einmal rückwärts hoch oder hinunter. Gehen Sie sie seitwärts hinauf oder hinunter. Dies schult zugleich die Kraft ihrer Muskulatur und trägt zur Harmonisierung von Bewegungsabläufen bei. Seien Sie kreativ! Beziehen Sie vielleicht Ihre Kinder mit ein. Das geht schon ganz einfach beim gemeinsamen Essen. Zudem macht es Spaß, seinen Körper auf diese Weise wieder neu zu entdecken.

Der Bedarf, die Koordination zu trainieren, wird uns immer wieder drastisch vor Augen geführt, wenn wir unser Konzept in Schulklassen vorstellen und praktische Übungen mit den Schülerinnen und Schülern durchführen. Erfreulicherweise lassen sie sich in der Regel durchaus begeistert darauf ein. Weniger erfreulich ist allerdings, dass dies dringend notwendig ist, weil es viel zu wenig angeboten wird.

Über drei Viertel der Kinder leiden heute unter einem entsprechenden Bewegungs- und Erfahrungsmangel - von dem Übergewicht, das sehr oft hieraus resultiert, erst gar nicht zu reden. Wenn wir die Standardantwort „Das kann ich nicht!“ mit dem Argument kontern „Deswegen wollen wir es ja üben!“, dann ernten wir erst einmal Erstaunen. Doch mit ein klein wenig

Nachdruck und Lob für den Willen sowie die Fortschritte, die sich rasch einstellen, lässt sich manches Kind zu Bewegungsexperimenten motivieren.

Hinterher sind die Kinder stolz. Das fördert ihr Selbstbewusstsein, ihre Neugier und Bereitschaft sich auf Neues einzulassen – letztlich also genau die geistige und körperliche Flexibilität, die sie im Leben weiter bringt. Offensichtlich belassen es aber allzu viele Elternhäuser und Lehrkräfte einfach ohne weiteres Interesse bei der Unfähigkeitsbekundung ihrer Sprösslinge. Sehr zur gesundheitlichen und sozialen Benachteiligung der betroffenen Kinder.

e) Schnelligkeit

Wie bereits gesagt, können wir die motorische Grundeigenschaft *Schnelligkeit* in unserem Zusammenhang vernachlässigen. Sie spielt in unserem Alltag keine größere Rolle. Gesund können wir in jedem Falle auch dann sein, wenn wir keine Sprinter oder Kampfsportler sind. Wichtig könnte die Schnelligkeit vielleicht für Anforderungen im Schulsport sein. Aber da es sich dabei ja bereits um 2-3 verbindliche Sportstunden in der Woche handelt, dürfen wir die Ausbildung dieser Fähigkeit getrost dem Unterricht selbst überlassen – ebenso wie dies auch für im Verein betriebene Sportarten mit Schnelligkeitsanteil gilt. Womit wir natürlich nicht der Auffassung sind – wenigsten so viel sei zu diesem Thema bemerkt -, dass es in jenen Einrichtungen mit der Förderung dieser Eigenschaft überall zum Besten stünde. Aber wir betreiben hier ja keine leistungssportlichen Analysen. Lassen wir es daher bei diesen knappen Bemerkungen zu diesem Teilaspekt konditioneller Fähigkeiten bewenden.

3. Die Mischung macht's!

Prima, dass Sie sich bis hierher durchgekämpft haben, liebe Leserinnen und Leser. Wir hoffen, Sie haben die zeitlichen Anforderungen an Ihr künftiges Gesundheitstraining nicht mit den verschiedenen Kapiteln so aufaddiert, dass die Gesamtsumme schließlich Ihren guten Nachtschlaf in Frage stellt!

Hier ein halbes Stündchen spazieren gehen, dort zehn Minütchen Gymnastik, da 20 Minuten Krafttraining, ein paar Jongliereinlagen des Mittags, den Entspannungs- und Ernährungskurs nachmittags, der Einkauf im Eine-Welt- und Bio-Laden gegen Abend, dann Erlebniskochen mit ausgesuchten Freunden etc. pp. - dies könnte alles in allem wie ein Beschäftigungsprogramm für Zeitgenossen aussehen, deren Bankkonto so prall gefüllt ist, dass sie allein von den Zinsen leben können.

Hier können wir Sie gerne beruhigen, denn dies wäre der vollkommen falsche Ansatz. Daher lautet die Überschrift zu diesem Kapitel auch „Die Mischung macht's!"

Ebenso wie wir nicht jeden Tag alle lebensnotwendigen Nahrungsbestandteile in ausgewogener Form zu uns nehmen müssen, um gesund zu bleiben (mit Ausnahme von Wasser), muss auch ein gesundes Bewegungsprogramm keineswegs jeden Tag beständig alle Anforderungen erfüllen, die sinnvoll sind. Es genügt, wenn wir im wöchentlichen Durchschnitt eine gute Mischung all dieser Bestandteile beachten. Und es müssen auch in jeder Woche nicht ständig alle Bestandteile enthalten sein. Wir können sie vielmehr auch monatlich wechseln oder neu mischen. Entscheidend ist nur, dass wir überhaupt beginnen, uns täglich diese 20-30 Minuten Zeit für uns nehmen und diese kurze Zeitspanne *aktiv* ausfüllen. Wer dies im Durchschnitt schafft, senkt sein Risiko ernsthaft zu erkranken bedeutend. Noch einmal: Wir leben dann länger, sind dabei gesünder und haben auch noch mehr Spaß am Leben.

Ausgehend von Ihrer individuellen Situation gibt es zahlreiche Möglichkeiten, wie ein wöchentlicher und/oder monatlicher Trainingsplan aussehen könnte. Zur Gesunderhaltung eines Erwachsenen genügt bereits folgendes Wochenpensum:

5 x 10 Minuten Morgengymnastik
2 x 20 min Krafttraining
2 x 30-40 Minuten Ausdauertraining (Walking, Radfahren, Schwimmen)
5 x 5 Minuten Bürogymnastik

Der Aufwand für dieses Wochenprogramm beträgt alles in allem nicht einmal 3 Stunden. Er ist gut investiert, denn später erspart er viel Zeit in Wartezimmern bei Ärzten.

Ein solches Training lässt sich problemlos an Ihre besonderen privaten Umstände, an eventuelle gesundheitliche Einschränkungen und Ihr Alter anpassen. Alle Altersgruppen profitieren von regelmäßiger sportlicher Aktivität. Welch hohen Wert diese auch noch für Seniorinnen und Senioren hat, können wir gar nicht oft genug unterstreichen.

D. Was der Bauch uns sagt

"Mir geht's gut, wenn es meinem Bauch gut geht!" Diese Aussage hört man immer wieder von Patienten und sie deutet auf die wichtige Verbindung von Kopf und Bauch hin. Besonders deutlich wird diese Wechselbeziehung bei Reizdarmpatienten. Von einem Reizdarmsyndrom spricht man bei Schmerzen und Unwohlsein im Bauch nach Ausschluss organischer Ursachen. Typisch sind Verdauungsunregelmäßigkeiten und deren Zusammenhang mit seelischen Belastungen.

Die zunehmende Häufigkeit solcher Syndrome führte auch zu einem Umdenken bei Medizinern. Konzentrierte man sich in früheren Jahren bei der Ursachensuche fast ausschließlich auf Organfehlfunktionen, so rückt heute zunehmend der Zusammenhang biologischer, sozialer und seelischer Aspekte in den ärztlichen Blickpunkt. Körper und Geist sind eben untrennbar miteinander verbunden und stehen in enger Wechselbeziehung. Sind wir frisch verliebt, haben wir die berühmten „Schmetterlinge im Bauch". Belasten uns Ängste und Nöte so kann uns dies „auf den Magen schlagen" oder „für Bauchschmerzen sorgen".

Inzwischen haben Forscher üppige Nervengeflechte entdeckt, die den Verdauungstrakt umschließen. Dieses sogenannte Bauchgehirn steht unter dem beständigen Einfluss zweier vegetativer Nerven, dem *Nervus sympathikus* und seinem Gegenspieler, dem *Nervus vagus*. Der *Nervus sympathikus* ist dann besonders aktiv, wenn wir uns körperlichen oder auch geistigen Herausforderungen stellen. So stimuliert der Sympathikus Herz, Lunge und Stoffwechsel - wir schalten in den Aktivitätsmodus, Verdauungsvorgänge sind störend und werden herunterreguliert. Wollen wir hingegen Nahrung aufnehmen, brauchen wir zur Verdauung den umgekehrten Modus, der wiederum eine besondere Aktivität des Nervus vagus erfordert. Auch auf dieses Wechselspiel weisen bekannte Redewendungen hin, wie zum Beispiel „nach dem Essen sollst Du ruhen" oder „ein voller Bauch studiert nicht gern".

Für das tägliche Leben ist die Art und Weise der Nahrungsaufnahme von kaum zu überschätzender Bedeutung. Sie sollte daher unbedingt mit Ruhe in entspannter Atmosphäre erfolgen - eine Auszeit zum Kräftesammeln, die auch im persönlichen Stressmanagement wichtig ist. Keinesfalls sollte die Nahrungsaufnahme während der Verrichtung von Arbeiten erfolgen. Auch gehören unangenehme, stressauslösende Gesprächsthemen wie schlechte Bilanzen oder mangelhafte Schulnoten nicht an den Esstisch. Werden diese Grundsätze nicht berücksichtigt, drohen Funktionsstörungen unserer Verdauung wie eben ein Reizdarmsyndrom.

So, **liebe Leserinnen und Leser** I nun gibt es gewissermaßen etwas zu beißen. Wir unternehmen nämlich im Folgenden mit Ihnen einen kleinen Streifzug durch das Lebensmittelangebot. Doch bevor Sie uns des Etikettenschwindels bezichtigen, weil Sie vielleicht raffinierte Essensrezepte erwarten, schränken wir gleich ein, dass wir die Sache nicht kulinarisch, sondern biochemisch und medizinisch angehen werden. Wir hoffen nämlich, dass Ihnen appetitlich zugerichtete Kochbücher noch besser gefallen, wenn Sie einschätzen können, was Sie mit den Gerichten zu sich nehmen. Daher beschränken wir uns auf die Zutaten und überlassen das Kochen jenen, deren Beruf und Berufung es ist. Wenn es deshalb nun ein wenig trocken wird, ist dies allein der Materie geschuldet.

Betrachten wir kurz die Grundbausteine unserer Nahrung. Jede Mahlzeit enthält *Kohlenhydrate, Fette* und *Eiweiße*. Diese sogenannten *Makronährstoffe* sind unsere Energielieferanten. Hinzu kommen die *Mikronährstoffe: Vitamine, Spurenelemente, Mineralien*. Auch den Ballaststoffen, die wir vorwiegend mit pflanzlicher Nahrung aufnehmen, kommt wichtige Bedeutung zu.

Die Mikronährstoffe liefern keine Energie, sind aber für einen reibungslosen Stoffwechsel unverzichtbar. In einem ausgewogenen Verhältnis und gemessen an unserem persönlichen Bedarf sorgen diese Bestandteile dafür, dass unser Organismus funktioniert und wir gesund bleiben.

1. Kohlenhydrate und der glykämische Index

Die Kohlenhydrate werden von den Pflanzen unter Nutzung der Sonnenenergie gebildet. Praktisch alle mit der Nahrung aufgenommenen Kohlenhydrate werden durch die Verdauung zu leicht verwertbaren Einfachzuckern, also Glukose, abgebaut.

Kurzkettige Kohlenhydrate werden nach dem Verzehr sehr rasch vom Körper aufgenommen und müssen zügig verarbeitet werden, weil der Körper die Glukosemenge im Blut, den sogenannten Blutzuckerspiegel, in engen Grenzen hält. Der Blutzuckerspiegel wird durch Hormone (vor allem durch das Insulin) auf ca. 100 mg/dl (dl = Deziliter = 1/10 Liter) reguliert.

Nach Aufnahme einer kohlenhydratreichen Mahlzeit kommt es zu einem Anstieg der Glukosekonzentration im Blut. Die Steilheit und Höhe des Anstiegs wird als *Glykämie-Index* bezeichnet. Dieser liegt umso höher, je mehr kurzkettige Einfachzucker in den Lebensmitteln enthalten sind. Diese Einfachzucker sind für uns deshalb gesundheitlich ungünstig, weil ihre Aufnahme zu einem schnellen und hohen Anstieg der Zuckerkonzentration im Blut führt.

Dann erhebt unsere Bauchspeicheldrüse Einspruch und schickt den Büttel: Insulin wird frei und soll den Überschuss an Zucker aus dem Blut entfernen, um den Blutzuckerspiegel wieder ins Gleichgewicht zu bringen. Dies wiederum kann zu einem raschen Abfall der Glukosekonzentration im Blut führen, was die Lust auf Süßes sofort wieder anreizt - ein verhängnisvoller Kreislauf, der aber durch Verzicht auf schnell resorbierbare Einfachzucker vermieden werden kann.

Das Insulin kann die überschüssigen Glukosemoleküle aus dem Blut auf zwei Wegen entsorgen: Sind die Zuckerspeicher der Muskelzellen oder Leberzellen entleert - nur die Leber und die Muskulatur können Glukose speichern -, dann werden vorrangig diese Speicher wieder aufgefüllt. Sind diese Speicher hingegen gefüllt, dann lehnen Muskel- und Leberzellen dankend ab. Unser armes Insulin steht betröppelt vor den Toren und muss sich überlegen, wohin es den Rest der überschüssigen Energie verklappt.

Und siehe - da geht noch was! Nämlich durch die Umwandlung der Zuckermoleküle in Fett. Solange wir nämlich die Möglichkeit haben, uns dem Erscheinungsbild des Michelinmännchens anzugleichen, steht für diese Form der Energiespeicherung ein fast unbegrenzter Raum zur Verfügung. Es ist schließlich falsch, wenn man bei Wachstum immer nur an die Länge denkt. Auch Breite und Tiefe bieten persönlichen Entfaltungsspielraum. Lange Rede, kurzer Sinn: Speckröllchen sind die effizientesten Energiespeicher, die sich die Evolution ausgedacht hat.

Diese Wirkung des Insulins, überschüssigen Zucker in Fett verwandeln zu können, ist nicht allgemein bekannt. Sie ist aber der Grund, warum Igel oder Bären im Herbst, wenn sie die vom Baum fallenden süßen, also zuckerhaltigen Früchte verspeisen, notwendigen Winterspeck ansetzen können. Auch für einen Steinzeitmenschen stellte die Fettspeicherung im Unterhautfettgewebe einen bedeutenden Überlebensvorteil dar. Ganz im Gegensatz zur optischen Anmutung - man denke nur an einen gut genährten Sumo-Ringer - spart die Fettspeicherung nämlich viel Gewicht. 1 g Fett liefert rund 7 kcal, 1 g Zucker aber nur 4,2 kcal. Jedes Gramm Zucker bindet zudem 3 g Wasser. Daher würde die gleiche Energiespeicherung durch Kohlenhydrate anstatt durch Fett ein stark erhöhtes Speichergewicht nach sich ziehen. Dieser Sachverhalt ist auch der Grund dafür, warum Zugvögel ihren Energieverbrauch ausschließlich durch Fettstoffwechsel decken. (Kasper, 2000)

Noch ein zweiter, ebenso interessanter Sachverhalt ist in diesem Zusammenhang zu erwähnen: die Abnehmschwindelei durch Fasten. Beim Fasten werden nämlich zunächst die Glykogenspeicher entleert. Hierdurch verliert der Körper rasch Wasser. 1 Liter Wasser wiegt 1 Kilogramm! Was uns Fastengurus als schnelle Gewichtsreduktion verkaufen wollen, ist also vorwiegend Wasserverlust, von dem wir gesundheitlich nicht profitieren.

Der Verzehr von langkettigen, langsam resorbierbaren Kohlenhydraten, wie sie in Vollkornprodukten vorkommen, führt hingegen zu einer zeitlich gestreckten Aufnahme aus dem Darm. Damit einher geht ein verzögerter Anstieg des Blutzuckerspiegels, das heißt wir fühlen uns länger satt.

Der sogenannte *glykämische Index* (Glyx) unserer Lebensmittel lässt somit erkennen, ob es sich um schneller oder langsamer resorbierbare Nahrungsmittel handelt. (Raschka/Ruf, 2012, 20f.)

Grundsätzlich gilt: hoher Brennwert, niedriger Nährwert! Wer viel Süßes isst, verzichtet in der Regel auf Vitamine und Mineralstoffe. Deshalb spricht man auch von *leeren* Kalorien. Interessanterweise stillen schnelle Zucker, wie Gummibärchen oder Traubenzucker, den Hunger nach Kohlenhydraten nicht. Im Gegenteil: Sie machen gierig auf mehr! Die Zuckermoleküle aktivieren nämlich Belohnungszentren unseres Gehirns. Glückshormone wie Dopamin werden ausgeschüttet. Was aber auf den ersten Blick wie ein Königsweg ins Paradies anmutet, gerät doch ein wenig in Verruf, wenn man weiß, dass die meisten harten Drogen vergleichbare hormonelle Reaktionen hervorrufen.

Also: Vorsicht mit Süßem! Besser sind komplexe Kohlenhydrate mit einem niedrigen glykämischen Index. Sie gewährleisten eine konstante Energieversorgung und machen länger satt.

2. Eiweiße

Eiweiße, auch Proteine genannt, sind für den Aufbau von Körperzellen (insbesondere Muskelzellen) unverzichtbar. Sie bilden zudem Struktureiweiße, die als Enzyme oder Hormone für die Steuerung von Stoffwechselprozessen benötigt werden. Geistige Fähigkeiten und unsere Stimmungen sind von der Qualität der aufgenommenen Eiweißbausteine abhängig. Bei abgeschlossenem Wachstum liegt der tägliche Eiweißbedarf einer Person bei rund 0,8 g pro kg Körpergewicht. Allgemein wird für Sportler eine etwas höhere Zufuhr von 1,4 bis 1,7 g pro kg Körpergewicht empfohlen - natürlich auch hier wieder abhängig von der Sportart. Extrem-Kraftsportler wie etwa Gewichtheber kommen auf bis zu 3 g pro kg Körpergewicht. (Raschka/Ruf, 2012, 73; ACSM 2009)

Leider bringt der Verzehr von tierischem Eiweiß nicht nur Vorteile, sondern auch Nachteile mit sich:

Diese unerwünschten Nebenwirkungen sollten nicht unterschätzt werden. Beim Konsum von tierischem Eiweiß nehmen wir zum Beispiel auch Cholesterine und Purine auf, die zwar gleichfalls für unseren Organismus wichtig sind, aber in zu hoher Konzentration Probleme nach sich ziehen können. Die Rolle eines erhöhten Cholesterinspiegels als Risikofaktor für Herzinfarkt und Schlaganfall haben wir bereits erwähnt. Beim Abbau von Purinen entsteht Harnsäure, welche in zu hohen Konzentrationen Gicht erzeugen kann. Auch Salz ist oft in zu hoher Konzentration enthalten und steht im Verdacht, an der Entstehung von Bluthochdruck beteiligt zu sein. Alles in allem sollten wir Fleisch daher in Maßen und nur von guter Qualität essen.

3. Fette

Fette (Lipide) haben eine hohe Kaloriendichte – wie bereits erwähnt liefern sie viel Energie in kleiner Vorratspackung. Daher bevorzugt unser Körper von alters her Fette als Energiereserve. Vor allem in der Bauchhöhle und im Unterhaut-Fettgewebe können bei Energieüberschuss große Lipidmengen gespeichert und bei Bedarf wieder mobilisiert werden. Praktisch, wenn man nur ein paar Mal im Jahr größere Beutetiere erlegen kann und ansonsten längere Hungerperioden überstehen muss. Nachteilig, wenn es die fetten „Mammut"-Steaks jahrein jahraus um die Ecke im nächsten Supermarkt gibt.

Unsere Nahrung ist voll von sogenannten *versteckten* Fetten. Dazu gehören auch diejenigen in Fleisch und Wurstwaren, in Käse, Süßigkeiten, Kuchen oder Schokolade. Ein zu hoher Anteil an gesättigten Fetten – das sind überwiegend Fette aus Nahrung tierischer Herkunft - soll für eine Reihe von Stoffwechselerkrankungen verantwortlich sein. (Kasper, 2000, 305)

Es wäre aber grundverkehrt, diesen wichtigen Nahrungsbaustein zu verteufeln, wie dies viele Diäten tun. Denn ohne Fett könnten wir nicht leben! Fett ist Bestandteil von Körperzellen, Ausgangsbaustoff für Gallenflüssigkeit und die Bildung von Hormonen. Es versorgt uns mit lebenswichtigen, ungesättigten Fettsäuren und macht die ausschließlich fettlöslichen, aber unabdinglichen Vitamine A, D, E und K verfügbar.

Unser Immunsystem und die Hirnfunktionen sind ohne eine ausreichende Lipidversorgung nicht funktionsfähig.

Die Leber kann bei Bedarf sämtliche Fette herstellen. Eine Ausnahme bilden die beiden essentiellen Fettsäuren Linolensäure und omega-3-Fettsäure, die deshalb durch die Nahrung zugeführt werden müssen. Die Verdauung und Resorption von Fetten braucht deutlich länger als die von Kohlenhydraten. Die höchsten Fettkonzentrationen im Blut findet man 2 bis 5 Stunden nach Nahrungsaufnahme, erst nach rund 8 Stunden sind die Blutfettspiegel wieder normalisiert.

Auch Fett ist also nicht verboten, aber es kommt auf die richtige Menge und geeigneten Arten an.

Meiden Sie Margarine (künstlich verfestigte Pflanzenöle), denn beim Herstellungsprozess entstehen sogenannte Transfettsäuren, die im Verdacht stehen, das Auftreten von Krebs zu begünstigen. (Kasper, 2000, 305) Auch der Anteil an tierischen Fetten sollte begrenzt bleiben. Als Faustregel gilt: Mehr hochwertige flüssige Pflanzenfette als tierische Fette. Und wenn tierische Fette, dann lieber von frei lebenden Tieren, also beispielsweise Wild.

4. Vitamine, Mineralstoffe, Spurenelemente und Ballaststoffe

Vitamine sind Wirkstoffe, die für den menschlichen Organismus unentbehrlich sind. Sie können im Körper nicht oder nicht ausreichend gebildet werden und müssen daher mit der Nahrung zugeführt werden. Eine ausgewogene, abwechslungsreiche Kost beugt in der Regel einem Vitaminmangel vor. Die zusätzliche Zufuhr über den eigentlichen Bedarf hinaus bringt hingegen keinen zusätzlichen Nutzen, sondern kann sogar schaden.

Wir benötigen insgesamt 13 Vitamine. Vier davon sind fettlöslich (Vit. A, D, E und K) und können im Fettgewebe gespeichert werden. Die restlichen sind wasserlöslich und können - mit Ausnahme des Vitamins B 12 - nicht gespeichert werden, sondern wir müssen sie regelmäßig mit der Nahrung aufnehmen. Es sind dies die Vitamine C, die B-Gruppe (B1, B2, B6, B12) sowie Folsäure, Biotin, Niacin und Pantothensäure. (Raschka/Ruf, 2012, 108)

Die Vitamine sind an vielfältigen lebenswichtigen Stoffwechselprozessen beteiligt. Sie schützen unsere Zellen vor Alterungsprozessen, ermöglichen die Bildung von Hormonen und Enzymen, sorgen für den Eiweiß- und Kohlenhydratabbau in der Verdauung, sind unentbehrlich für ein gesundes und leitfähiges Nervensystem, die Blutbildung und noch eine ganze Reihe anderer wichtiger Abläufe in unserem Körper.

Mineralstoffe regulieren wichtige physiologische Prozesse wie Muskelkontraktion, Sauerstofftransport, Nervenleitung, Flüssigkeitshaushalt oder Herzrhythmus. Viele Mineralien werden über das Wasser aufgenommen und mit dem Schweiß oder über den Urin ausgeschieden. Der menschliche Organismus verfügt für die meisten Mineralstoffe über effektive Kontrollsysteme. Liegt ein Mangel vor, kommt es zu einer vermehrten Resorption des benötigten Mineralstoffs im Darm und zu einer verminderten Ausscheidung über die Niere (Urin).

Bei den Mineralstoffen unterscheidet man sogenannte Mengenelemente von den Spurenelementen. Zu den Mengenelementen gehören Natrium, Kalium, Magnesium, Chlorid, Kalzium, Phosphor und Schwefel. Zu den Spurenelementen gehören Eisen, Chrom, Kupfer, Mangan, Zink, Fluor.

Während unser Bedarf an den Mengenelementen recht gut untersucht ist, besteht heute noch immer keine Einigkeit über die notwendige Mindestmenge an Spurenelementen. Eine ausgewogene Nahrung beugt aber einem Mangel in der Regel vor.

Ebenso wie die Vitamine liefern die Mineralstoffe keine Energie, sondern sind Bausteine und Reizüberträger unseres Organismus. Sie sind zum Beispiel beteiligt am Aufbau von Knochen und Zähnen, werden zur Bildung von Hormonen und Blutzellen benötigt oder sind für die Bildung und Weiterleitung von Nervensignalen etwa zur Anspannung- und Entspannung unserer Muskulatur zuständig.

Die sogenannten *Ballaststoffe* kommen nur in pflanzlicher Nahrung vor. Sie bestehen aus den faserigen Stützstrukturen der Pflanzen. Sie heißen „Ballast“, weil unser Körper sie in der Tat nicht verwerten kann und wieder ausscheidet. Anders als es der etwas negativ besetzte Begriff „Ballast“ suggeriert, kommt den Ballaststoffen aber eine große Bedeutung für unsere Gesundheit zu. Das Aufquellen der Fasern führt zu einem rascheren Sättigungsgefühl. Sie bewirken einen langsameren Anstieg unseres Blutzuckerspiegels, binden Gallensäuren (wodurch diese nachgebildet werden) und senken auf diese Weise den Cholesterinspiegel. Sie hemmen Enzyme, die mit der Nahrung aufgenommene Fette beim Verdauungsprozess spalten. Auf diese Weise nehmen wir weniger Fett auf, als wir faktisch gegessen haben, sofern wir genügend Ballaststoffe mit der gleichen Mahlzeit zuführen. Sie tragen zur Gesunderhaltung der wichtigen bakteriellen Darmflora bei und sorgen für eine geregelte Verdauung und eine gute Konsistenz unseres Stuhls. Zudem spricht man ihnen eine vorbeugende Wirkung gegen eine Reihe ernsthafter Erkrankungen zu, wie zum Beispiel Magen-Darm-Krebs, Diabetes oder Arterienverkalkung.

Die empfohlene Menge an Ballaststoffen für einen erwachsenen Menschen beträgt mindestens 30 Gramm pro Tag. (Geiß/Hamm, 2000)

Es würde in unserem begrenzten Rahmen zu weit führen, den Wirkungen der einzelnen Stoffe nachzugehen, zumal ihr Zusammenwirken noch weit komplizierter und zudem höchst individuell ist. Dennoch stellt sich die Frage, wie wir halbwegs sicher sein können, ausreichend viele Vitamine, Mineralstoffe, Spurenelemente und Ballaststoffe zu uns zu nehmen. Als Regel kann gelten: Wer sich mit frischem, möglichst unbehandeltem Obst und Gemüse ernährt, befindet sich auf der sicheren Seite. Mit einer an Obst und Gemüse reichen Nahrung nehmen wir auch die sogenannten *Sekundären Pflanzenstoffe* auf, die zum Teil nur in winzigen Mengen enthalten sind. Wenngleich in ihrer Gesamtheit noch nicht ausreichend erforscht, sind auch sie für unsere Gesundheit von Bedeutung. Sie können Bakterien hemmen, vor Infektionen schützen, das Immunsystem positiv beeinflussen und wirken sich gleichfalls günstig auf den Cholesterinspiegel und die Blutzuckerwerte aus.

5. Wasser

Neben den angeführten Nahrungsbausteinen ist Wasser für einen gesunden Organismus unverzichtbar. Und zwar am besten dann, wenn es zuvor nicht durch den Kessel des Bierbrauers, die Colaflasche oder den Weinstock geflossen ist. Nach Angaben der Deutschen Gesellschaft für Ernährung liegt der Wassergehalt des menschlichen Körpers zwischen 40–80 Prozent, je nach Alter, Geschlecht und Körperzusammensetzung. Bei Neugeborenen ist er am höchsten und nimmt dann mit zunehmendem Alter nach und nach ab. Das Körperwasser ist zu etwa zwei Dritteln in den Körperzellen gebunden. Der Rest verteilt sich auf die Körperflüssigkeiten, und zwar den Raum zwischen den Zellen (80 %) sowie das Blutplasma (20 %).

Wasser ist aufgrund seiner physikalischen Eigenschaften ein hervorragendes Lösungsmittel. Daher ist es als Transportmedium für zahlreiche wasserlösliche Nährstoffe notwendig.

Bei einem Erwachsenen werden täglich 5–6 Prozent des Gesamtkörperwassers umgesetzt, beim Säugling sogar bis zu 20 Prozent. Dies gilt es zu beachten, denn wir sollten eine ausgeglichene Wasserbilanz vorweisen. Der gesunde Erwachsene nimmt über seine Trinkmenge und Nahrung pro Tag zwischen 2 und 3 Liter Wasser über den Dick- und Dünndarm auf und gibt die gleiche Menge über den Urin, den Stuhl, die Haut und die Atmung wieder ab. Diese Menge kann bei starker körperlicher Tätigkeit oder großer Hitze (oder sogar beidem zusammen) stark ansteigen.

Mit einem Wort: Bitte „wässern“ Sie sich ausreichend - Wasser ist nicht nur zum Waschen da! Als Faustregel gilt: Wer Durst verspürt, hat schon ein leichtes Wasserdefizit. Trockene Schleimhäute im Mund- und Rachenraum weisen gleichfalls darauf hin. Eine zu große Trinkmenge an Wasser erzeugt allerdings ein Mineralien-Defizit, was gegebenenfalls zu lebensgefährlichen Folgen führen kann. Übertriebenes Trinken sollte daher auch bei Wasser gemieden werden.

6. Alkohol und Limonadengetränke

Noch ein paar kurze Bemerkungen zu zwei weit verbreiteten Genussmitteln: Alkohol in Bier, Weinprodukten und Hochprozentigem sowie stark zuckerhaltige Limonadengetränke.

Alkohol hat einen hohen Kaloriengehalt. Er enthält deutlich mehr Energie als Proteine und Kohlenhydrate. Alkohol hat im Organismus bei der Energiegewinnung Vorrang vor Kohlenhydraten und Fetten. Nein, das ist leider keine gute Nachricht! Denn bei dieser Form der Energieversorgung kommt es beispielsweise im Straßenverkehr zu nicht hinnehmbaren Nebeneffekten.

Zudem kann Alkohol den Blutdruck steigern und trägt zu Übergewicht bei. Alkoholische Getränke sind hochkalorische Lebensmittel, denn 1g Alkohol liefert 7 kcal Energie! Wer täglich einen halben Liter Bier konsumiert, sammelt über ein Jahr gerechnet etwa 64.000 Kalorien zusätzlich, eine Energiemenge, die 9 kg Hüftspeck entspricht.

Die gravierenden negativen Folgen chronischen Alkoholkonsums auf unser Nervensystem und unsere Organe sind hinlänglich bekannt. Gelegentlich ein Glas Wein oder Bier schadet Gesunden nicht. Wird der Kalorienbedarf aber häufig beziehungsweise regelmäßig durch Alkohol überschritten, steigt das Gewicht. Gesundheitlich verträglich sind für den Mann 20 g Alkohol pro Tag und für die Frau 10 g Alkohol pro Tag.

Gesundheitsbewusste sollten auch stark zuckerhaltige Erfrischungsgetränke mit Vorsicht genießen. Wer täglich 500 ml Limonade oder Cola trinkt, eine bei Jugendlichen nicht ungewöhnliche Menge, nimmt übers Jahr gerechnet mehr als 80.000 unnötige Kalorien auf. Das entspricht einer Menge von 11,5 kg Körperfett! Bevorzugen Sie daher Getränke ohne oder mit nur niedrigem Kaloriengehalt: Wasser, Tee oder verdünnte Obst- und Gemüsesäfte bieten sich an.

7. Dauerhaft abnehmen - die Energiebilanz entscheidet!

Wer behauptet, abzunehmen sei kinderleicht, der irrt. Viele Betroffene wissen ein Lied hiervon zu singen. Nach einigen Tagen der Kasteiung sitzt der kleine Teufel auf dem Kühl- oder Vorratsschrank und flüstert einem ein, dass das Leben doch sowieso endlich sei. Da müsse es doch nicht auch noch freudlos sein. Und da der Schuft Geduld hat, ist es nur eine Frage der Zeit, wann er Gehör findet. Zumal ihm unsere Physiologie in die Hände spielt.

Um erfolgreich abzunehmen, ist es nämlich nicht damit getan, sich zu zügeln, weniger zu essen oder gar eine strenge Diät einzuhalten. Auch der Griff zu Schlankheitspillen, -pulvern oder -tees löst kein Gewichtsproblem. Viele Schlankheitsmittel sind wirkungslos, manche sogar schädlich. Und teuer sind sie alle.

Mit Durchhaltevermögen und der richtigen Methode ist Abnehmen hingegen ein erreichbares Ziel. Aber Sie sollten bedenken: Es ist Arbeit, kostet Kraft, Disziplin und Training. Denn Abnehmen ist ein Kampf gegen Gene, Hormone, die Psyche, den Energiehaushalt des Körpers, gegen die Macht der Gewohnheit, unsere Vorlieben und Bequemlichkeit. Und da hören wir schon wieder unseren kleinen Teufel hineinreden...

Es tut uns ja leid, dass wir Ihnen hier keine bequemere Botschaft verkünden können. Wenn Sie aber ausdrücklich Wert darauf legen, dass Ihnen jemand mit falschen Effekten, blumigen Versprechen und der alleraller-neuesten, weltraumerprobten Spezialdiät den kürzesten Weg zur schlanken Glückseligkeit in schillernden Farben ausmalt, dann lassen Sie es uns bitte wissen. Auf Vorbestellung erzählen wir Ihnen auch gerne ein schönes Abnehm-Märchen - bei entsprechend phantasievoller Preisgestaltung, versteht sich.

Aber ernsthaft: Will jemand sein Körpergewicht reduzieren, ist die effektivste und nachhaltigste Methode die Erhöhung des Energieverbrauchs unter Beibehaltung oder gar maßvoller Verringerung der bisherigen täglichen

Kalorienzufuhr. Soll das Körpergewicht um täglich ca. 200g reduziert werden, und man beschränkt zu diesem Zweck die Nahrungsaufnahme auf 2000 kcal, dann kann der gewünschte Gewichtsverlust nur dann reiner Fettverlust sein, wenn zusätzliche Kalorien verbrannt werden. Dies zeigt folgende Rechnung:

Ein Gramm Körperfett setzt rund 7 cal Energie frei.
200g (Gewichtsverlust) x 7 kcal = 1400 kcal (aus Fettreserven)

Die Energiebereitstellung aus den körpereigenen Depots plus die ca. 2000 kcal täglicher Energiezufuhr durch die Nahrung ergeben insgesamt 3400 kcal tägliche Gesamtenergiebereitstellung.

Der tägliche Energiebedarf eines erwachsenen Mannes, der normale Alltagstätigkeiten verrichtet, liegt etwa bei 2600-2800 kcal. Das bedeutet, dass er bei Einhaltung einer 2000 kcal-Diät *zusätzlich* zwischen 600-800 kcal verbrennen muss, um seine Speckpölsterchen loszuwerden.

Da unser Körper seine „eisernen" Reserven auch eisern verteidigt, schaltet er bei schmaler Kost aber in eine Art Spargang. Alle Funktionen laufen langsamer und es werden weniger Kalorien verbraucht. Wir fühlen uns schlapp, nehmen aber kaum ab. Und je häufiger wir uns Diäten verordnen, desto effektiver verteidigt der Körper seine Reserven und desto mühseliger wird das Abnehmen. Eine breite Einflugschneise für den kleinen Teufel...

Außerdem hat eine stark reduzierte Energiezufuhr den Abbau von Muskelgewebe zur Folge - ein Effekt, der komplett in die falsche Richtung führt. Da wir mehr Kalorien durch Bewegung verbrennen wollen, benötigen wir nämlich die Muskulatur dringend als „Energie-Brennöfen"! Zudem produzieren Muskeln, wie bereits erwähnt, Myokine, die den Fettstoffwechsel ankurbeln.

Die Schlussfolgerung aus diesem physiologischen Sachverhalt heißt daher für alle Abnehmwilligen: Keine Diäten! Denn sie *können* gar nicht zum Ziel führen! Wer nachhaltig Fett abbauen möchte, sollte seine Muskelmasse vergrößern. Dies wiederum erfordert sportliche Betätigung.

E. Entspannung

Haben Sie einmal einem Hund oder einer Katze in Ruhe zugeschaut? Also sich wirklich auf das Tier eingelassen und darauf konzentriert? Was ist Ihnen dabei aufgefallen? Wenn ein Tier sich hinlegt, kann man gut sehen, wie es sich buchstäblich ausbreitet, weil seine Muskeln entspannen und nach allen Seiten nachgeben. Wir, die wir beide Hunde haben (und auch schon Katzen hatten), spüren in diesem Moment, wie sich die Ruhe der Tiere auf uns überträgt. Diese Fähigkeit zu tiefer Entspannung versetzt die Tiere in die Lage, praktisch ohne Übergang Höchstleistungen zu vollbringen. Oder haben Sie schon einmal eine Katze gesehen, die sich erst eine halbe Stunde warmläuft und Gymnastik macht, bevor sie eine Maus verfolgt, deren Geraschel sie beim Dösen gehört hat?

Nun folgt ein kleiner Selbsttest: Bitte legen Sie sich hin und versuchen Sie, ob Sie gleichfalls in der Lage sind, alle ihre Muskeln auf diese Weise zu entspannen.

Können Sie sich noch entspannen?
Wenn nein, dann sollten Sie es wieder lernen!

Wir kennen ein paar wenige Personen, die über diese beneidenswerte Fähigkeit verfügen. Man könnte sie gewissermaßen über eine Stuhllehne hängen, sie würden dennoch in kürzester Zeit selig schlummern. Oder sie legen nach dem Essen die Unterarme bequem auf den Tisch, lagern ihren Kopf darauf, blinzeln zweimal und schlafen wenige Sekunden später tief und fest ein. Nach 10 Minuten sind sie wieder wach und putzmunter.

Woran liegt es, dass einige wenige das so gut können, die große Mehrheit es aber nicht fertig bringt? Jedem ist doch - eigentlich - klar, dass Spannung und Entspannung, Anstrengung und Erholung, Zusammenziehen und Lösen Urprinzipien des Lebens sind. Dass Ruhe ein lebensnotwendiger Schutz vor Überlastung und Schlaf für unsere geistige und körperliche Erholung zwingend notwendig ist. Dennoch lassen wir den natürlichen Rhythmus und Wechsel von Spannung und Entspannung nicht zu, sondern zwingen uns einen anderen Takt auf. Mit dem Ergebnis, dass wir unsere Haustiere beneiden.

Menschen, die über diese Entspannungsfähigkeit verfügen, können in buchstäblichem Sinne loslassen: ihre Muskulatur wie ihre Vorstellungen. Sie haben keine Angst vor irgendeiner Art von Kontrollverlust. Sie vertrauen darauf, dass sich die Welt in diesen paar Minuten der Entspannung oder den Stunden ihres Schlafs auch ohne sie weiterdreht. Solche Menschen verfügen über „Ge-lassenheit“, das heißt sie können die Dinge lassen wie sie sind und ebenso sich selbst. Sie verfallen nie dem vermeintlichen und grundfalschen Zwang, beständig präsent sein zu müssen, sondern sind es nur dann, wenn es wirklich nötig ist - aber dann sind sie auch voll da!

Von Bedeutung ist nun die Frage, ob diese verlorene Gelassenheit wieder trainiert und zurück gewonnen werden kann. Die Antwort darauf lautet eindeutig: Jain! Wie bitte: Jain? Ja, Sie haben richtig gelesen: Ja und nein - jain!

Es hat sich heute eingebürgert, Methoden zur Entspannung geradezu als Allheilmittel gegen Stress jeder Art anzupreisen. Zum Standard-Repertoire gehören Hypnose, Autogenes Training, meditative und imaginative Verfahren, das Biofeedback, die progressive Muskelentspannung und noch andere mehr. Aber alleinige Garanten für geistige und körperliche Gesundheit sind auch sie nicht.

Es ist daher notwendig, sie im Zusammenhang und in ihrer Wechselwirkung mit den übrigen Faktoren unserer Gesundheit zu sehen. Leiden wir beispielsweise an Sinnverlust, weil unser Denken sich an den falschen Werten orientiert, dann hilft auch kein Muskelentspannungsverfahren bei diesem Problem. Es kann höchstens die physischen Auswirkungen, zum Beispiel eine verkrampfte Nackenpartie, lindern. Dies ist zweifellos ein positiver Effekt, aber er kuriert nur an einem Symptom, nicht an dessen Ursache.

Gerade Stress wird von so vielen Auslösern verursacht, dass zunächst einmal eine Analyse vorgenommen werden muss, welcher beziehungsweise welche von ihnen die entscheidenden sind. Erst dann kann eine Therapie einsetzen, die unter anderem vielleicht auch Entspannungsverfahren anwendet. Schließlich könnte es sich ja auch zeigen, dass eine stressgeplagte Person genau das Gegenteil braucht, um wieder ins Gleichgewicht zu kommen - also zum Beispiel Bewegung. Vielleicht muss sich jemand sportlich einmal richtig „auspowern“, um mit sich und der Welt wieder ins Reine zu kommen. Wenn wir jemanden, der solchermaßen „geladen“ ist, mit sanfter Stimme anleiten, ein möglichst melodisches „OMMMM“ einzuüben, dabei auf eine tiefe Bauchatmung zu achten und an seine karmischen Verfehlungen zu denken, dann könnte es leicht sein, dass er explodiert und seinen Bewegungsdrang an seinem vergeistigten Therapeuten abarbeitet.

Kurzum: Bevor wir solche Verfahren einsetzen, sollten wir uns fragen, ob sie uns wirklich helfen können. Also noch einmal zurück zu unserer Ausgangsfrage: Nein, Entspannungsverfahren sind keine Allheilmittel! Und ja, sie können bei bestimmten Problemen helfen.

In unserer ärztlichen Praxis und im Leistungssport hat sich insbesondere eines dieser Verfahren bewährt: die Methode der progressiven Muskelentspannung nach dem US-amerikanischen Arzt Edmund Jacobson. (Vgl. Vaitl/ Petermann, 2000)

Die Jacobson-Methode setzt auf einen bewussten Wechsel zwischen angespannter und entspannter Muskulatur und den hieraus resultierenden physiologischen Lerneffekt. Zunächst wird der Körper in kleinere Regionen unterteilt - vom Gesicht über den Nacken, die Schultern, Arme, Bauch- und Rückenregion, Becken, Po, Ober- und Unterschenkel, Füße. Dann werden die entsprechenden Muskelpartien zweimal etwa 6 Sekunden angespannt, danach ruckartig wieder losgelassen (gleichfalls etwa 6 Sekunden) und die Wirkung beider Zustände aufmerksam beobachtet. Nach einigen Wochen des Übens werden größere Muskelgruppen zusammengefasst, bis uns schließlich irgendwann die bloße Erinnerung erlaubt, direkt in kurzer Zeit in den körperlich entspannten Zustand zu gelangen, der das Ziel des gesamten Lernprozesses ist.

Dieser Effekt ist in mehrfacher Hinsicht wertvoll. Zunächst werden wir achtsam auf unseren Körper. Wir lernen, verspannte Partien zu fühlen und sie willentlich zu entspannen. Dies allein kann schon sehr wertvoll und angenehm sein. Schmerzen werden gelindert, die Durchblutung verbessert, Schonhaltungen gemildert. Wir ziehen uns auf uns selbst zurück und schotten uns eine Zeitlang von der Außenwelt ab, was gleichfalls erholsam sein kann.

Darüber hinaus lässt sich der tiefenentspannte Endzustand aber auch sehr gut zu Lernzwecken einsetzen, indem etwa sportliche Bewegungsabläufe imaginär durchgespielt werden. Dieses geistige Üben hat interessanterweise physiologische Konsequenzen in Form einer ökonomischeren und effektiveren Bewegungsausführung. Gerade für Sportler erschließt sich damit ein neues Potential, das ebenso erholsam wie leistungssteigernd wirkt. Wer sich für Einzelheiten interessiert, findet unschwer Material zu diesem interessanten Thema.

Wir setzen diese Methode bei unseren Patienten gerne als begleitende Maßnahme zur Erholung und Körperwahrnehmung ein sowie im Sport zu den gerade erwähnten Zielen. Auch Imaginationsverfahren, bei welchen ein persönliches Ziel visualisiert und mit „starken“ Bildern aufgeladen werden soll, können hilfreich sein, aktive Handlungen in Richtung dieses Ziels einzuleiten. Universalmittel gegen alle Formen des Stresses, Bewegungsmangels, gegen Ernährungsfehler oder Sinnverlust sehen wir in all diesen Verfahren aber ausdrücklich nicht.

Neben diesen Entspannungstechniken gibt es viele weitere Wege, zur Ruhe zu kommen. Schon ein halbstündiger Gang an der frischen Luft tut gut. Noch besser ist ein Waldspaziergang. Eine Studie hat festgestellt, dass ein Aufenthalt im Wald gegenüber der gleichen Zeit in der Stadt unsere Immunkräfte nachweislich steigert. Generell hat der Einfluss der Natur auf unsere gesundheitliche Verfassung eine günstige Wirkung. Atmen Sie bewusst, hören Sie den Vögeln, dem Rascheln der Kleintiere und dem Rauschen der Bäume zu, lassen Sie sich die Sonne auf die Nase scheinen oder auch den Regen ins Gesicht tropfen, spüren Sie den vielen Gerüchen nach, schauen Sie den

Wolken zu - immer haben diese Naturwahrnehmungen eine beruhigende und harmonisierende Wirkung.

Es stimmt nachdenklich, wenn die nachkommenden Generationen diese Sensibilität für das Naturgeschehen zunehmend verlieren. Auch wenn es die meisten für einen Witz halten, so haben bei einem Zeichenwettbewerb mit über 40.000 Kindern rund 30 Prozent eine Kuh mit der Farbe Lila gezeichnet. (Drösser, 2007)

Der Aufenthalt in der Natur hat beruhigende und harmonisierende Wirkung.

Multimediale Einflüsse, ein Dauerbombardement an Werbung, Leben in der Stadt - viele Gründe führen zum Krankheitsbild des sogenannten Natur-Defizit-Syndroms. Untersuchungen in den USA haben ergeben, dass Vorschulkinder bis zur Zeit ihrer Einschulung bereits über 2.000 Stunden ferngesehen haben. 2.000 Stunden! Ziemlich viel, denken Sie nun, oder? Diese Anzahl entspricht aber nicht ihrem Gesamtfernsehkonsum, sondern bezieht sich allein auf den Werbeanteil dieses Gesamtkonsums! Vermutlich macht man sich nicht strafbar, wenn man diese Vorgänge als „Gehirnwäsche“ bezeichnet und die hierfür zuständigen Eltern „extrem naiv“ oder auch „verantwortungslos“ nennt. Sei's drum, das nehmen wir auf uns. Die Amerikanische Akademie für Pädiatrie (AAP) hat 2011 vor ernsthaften gesundheitlichen Folgen sowie Beeinträchtigungen der normalen geistigen Entwicklung angesichts des hohen Fernsehkonsums von kleinen Kindern gewarnt. (Brown, AAP, 2011)

Diese zunehmende Entfremdung von natürlichen Einflüssen, Erfahrungen und Rhythmen ist die Ursache einer ganzen Reihe nervöser Störungen und Verhaltensauffälligkeiten, die letztlich aus einem Kinderkrankheitsstadium ins Erwachsenenleben ausstrahlen - und bestimmt nicht positiv.

Bewusst wahrgenommene Naturereignisse, wie ein Sonnenaufgang oder der Wechsel der Jahreszeiten, lehren uns ohne Worte, dass das vielgestaltige Leben um uns herum weiter geht. Diese Erfahrung stellt Bewusstseins-Relationen her, setzt uns in Bezug zum Großen und Ganzen. Sie zeigt uns, welch kleiner Teil wir davon sind - was auch unsere Probleme in eine angemessene Größenordnung versetzt. Viele Personen, die sich bewusst auf diese Erfahrung einlassen, berichten, dass sie auf einmal ein Gefühl der Dankbarkeit empfunden haben. Dankbarkeit dafür, einfach da zu sein, zu leben, zu atmen, Teil sein zu können. Man muss keiner Religion angehören, um nach solchen grundlegenden Erfahrungen eine abgeklärt-ruhige und vertrauensvolle, nennen wir sie einmal *weltgläubige* Stimmung zu erleben. Sie hat Offenheit, Optimismus und Freude im Gepäck - gute Gründe jedenfalls, um morgens neugierig aufzustehen. Nur allzu oft leben wir in einer Haltung der Forderung. Wir sagen häufig „bitte...", doch viel zu selten „danke ...". Dankbarkeit aber heilt.

Völlig fehl geht, wer im Alkohol, dem Rauchen, Medikamenten oder gar harten Drogen Erholung und Sinn sucht. Dass dieser Weg in kürzester Zeit eine gesundheitliche Abwärtsspirale einläutet, dürfte hinlänglich bekannt sein und muss hier nicht umständlich begründet werden.

Wir sagen häufig „bitte", doch viel zu selten „danke".
Dankbarkeit aber heilt.

Gleiches gilt - wie schon zuvor angedeutet - für die Suche nach Ablenkung in Computerspielen, bei Fernsehthrillern etc. - Angebote, die vor allem Jüngere gerne wahrnehmen. Auch sie führen nicht zur Entspannung, sondern überreizen mit der Vielzahl ihrer teils schrillen Effekte das ohnehin schon überreizte Nervenkostüm ihrer Nutzer noch mehr. Nachgewiesen sind Schlaf- und Lernstörungen, Angstattacken sowie weitere damit einhergehende Krankheiten mit erheblichen persönlichen und sozialen Langzeitfolgen.

Neben der Fähigkeit zur Erholung gehören zu einem ausgeglichenen Leben auch die „spannenden" Momente - Situationen der Anspannung, die wir als positive Herausforderungen wahrnehmen und deren Bewältigung uns Selbstvertrauen und Zufriedenheit vermittelt. Voraussetzung für Gesundheit und Leistungsfähigkeit ist, Anspannung und Entspannung in Balance zu halten. Und dies ist eine lebenslange Aufgabe!

F. Sinnvolle Selbstkontrolle

Es gibt eine große Anzahl aussagefähiger Tests zu unserem Gesundheitszustand. Von der einfachen Pulskontrolle bis hin zur medizinischen Großgerätediagnostik bestehen heute Tausende von Möglichkeiten nur unseren körperlichen Zustand zu analysieren und mit detaillierten Referenzwerten zu vergleichen. Dazu gesellen sich ebenso viele psychologische Testverfahren, die Gleiches in Bezug auf unsere geistige und seelische Verfassung anstellen.

Bei schweren Krankheiten ist es gut, wenn wir auf diese Verfahren zurückgreifen können. Aber auch diejenigen, die sich für gesund halten, sollten einige aussagekräftige Werte in halbwegs regelmäßigen Abständen kontrollieren. Dies mindert das Risiko enorm, eine gesundheitliche Schieflage nicht zu erkennen.

Im Folgenden stellen wir Ihnen exemplarisch einige dieser Verfahren vor, die Sie jederzeit leicht und ohne Hilfsmittel anwenden können.

1. Der Body-Mass-Index (BMI)

Am Beispiel des sogenannten Body-Mass-Index (BMI) möchten wir Ihnen aber auch zeigen, dass nicht alle gängigen Selbstkontrollverfahren so aussagekräftig sind, wie dies in vielen Illustrierten oder Ernährungsratgebern behauptet wird. Schauen wir uns also erst einmal die Ausnahme an. (Raschka/Ruf, 2012, 27)

Der BMI errechnet sich aus dem Körpergewicht in Kilogramm geteilt durch das Quadrat der Körpergröße in Metern. Die Maßeinheit des BMI lautet daher kg/m2. So hat ein Mann mit einem Gewicht von 80 Kilogramm bei einer Körpergröße von 1,80 Metern einen BMI von 25.

Die errechneten BMI-Werte werden zudem in Bezug zum Alter sowie zum Geschlecht gesetzt. Im Laufe unseres Lebens ändert sich nämlich die Zusammensetzung unserer Gesamtkörpermasse durch Abbau- und Umbauprozesse.

Zudem ist sie bei Mann und Frau unterschiedlich verteilt. Der BMI wird auch erst auf Personen ab 16 Jahren angewendet, weil dann die körperliche Entwicklung in Bezug auf das Längenwachstum bei den meisten abgeschlossen ist.

Die Deutsche Gesellschaft für Ernährung gibt folgende BMI-Richtwerte an:

Klassifikation	**männlich**	**weiblich**
Untergewicht	< 20	< 19
Normalgewicht	20-25	19-24
Übergewicht	25-30	24-30
Adipositas (Fettleibigkeit)	30-40	30-40
massive Adipositas	> 40	> 40

Der BMI lässt sich leicht berechnen. Allerdings verrät er nichts über die Zusammensetzung unseres Körpers, also die jeweiligen Anteile von Muskulatur, Fettgewebe und Knochen.

So kommt ein austrainierter (nicht gedopter!) Bodybuilder, dessen Körperfettanteil bei unter 10 Prozent liegt, durch seine große Muskelmasse rasch auf einen BMI von über 30. Wir dürfen davon ausgehen, dass er zu Recht beleidigt wäre, wenn wir ihn nach der gängigen BMI-Klassifikation als fettleibig einstufen würden. Das Beispiel zeigt, dass andere Werte hinzugezogen werden müssen, wenn wir wirklich aussagekräftige Daten gewinnen möchten.

2. Der Bauchumfang

Also holt unser Bodybuilder - vermutlich süffisant grinsend - ein einfaches Maßband aus der Tasche und fordert uns auf, unseren Bauchumfang an der dicksten Stelle zu messen und diesen Wert mit dem seinen zu vergleichen.

Wie schon erwähnt, ist gerade das Bauchfett hormonell von großer Bedeutung und wirkt sich sehr ungünstig auf unseren Stoffwechsel aus. Als Obergrenze tolerierbarer Werte gilt bei Männern ein Bauchumfang von 102 Zentimetern, bei Frauen von 88 Zentimetern. Die angegebenen Grenzwerte des Bauchumfangs hängen übrigens nicht von der Körpergröße ab, sondern gelten für alle Personen gleichermaßen.

3. Die Atembreite

Ein weiterer, ebenso einfach durchführbarer wie gesundheitlich aussagefähiger Test ist die sogenannte Messung der Atembreite. Sie bestimmt sich als Differenz des Brustumfangs in eingeatmetem und in ausgeatmetem Zustand. Unsere Atembreite sollte wenigstens 4 Zentimeter betragen (zum Vergleich: Top-Schwimmer haben eine Differenz von 12 Zentimetern) . Dann ist die Lunge gut durchlüftet und kann ihrer wichtigen Aufgabe einer ausreichenden Sauerstoffversorgung gerecht werden. Wird dieser Mindestwert nicht erreicht, können Verspannungen der Muskulatur oder Rippenblockaden die Ursache sein, wie es oft bei sitzend tätigen Personen vorkommt. In diesem Fall ist der Gang zu einem Physiotherapeuten oder Mediziner ratsam.

4. Die Ausdauer

Schaffen Sie es, vier Treppenetagen zügig und ohne Pause hochzusteigen, ohne dass Ihr Puls rast und Sie Atemnot verspüren? Dann müssen Sie sich um Ihre Ausdauer keine allzu großen Sorgen machen. Andernfalls sollten Sie Ursachenforschung betreiben und sich ärztlich durchchecken lassen. Liegen keine gesundheitlichen Beeinträchtigungen vor, sollten Sie um Fahrstühle künftig einen großen Bogen machen.

Exakter können Sie Ihre Ausdauer bestimmen, wenn Sie über einen Fahrradergometer verfügen und folgenden Selbsttest durchführen: Treten Sie mit 100 Watt eine Minute lang in die Pedalen. Nach jeder weiteren Minute erhöhen Sie den Widerstand um 20 Watt. Dies wiederholen Sie solange, bis Sie nicht mehr können und abbrechen müssen. Als Minimalziel sollten Sie 2,5

Watt pro Kilogramm Körpergewicht in der Spitze treten können. Ein 80 kg schwerer Mann müsste also 240 Watt schaffen. Wenn Sie 3 bis 3,5 Watt pro Kilogramm Körpergewicht durchhalten, dann sind Sie in einer sehr guten Verfassung.

Steht Ihnen kein Fahrradergometer zur Verfügung und Sie möchten dennoch wissen, wie es um Ihre Ausdauer steht, empfiehlt sich eine professionelle Ergometrie beim Sportmediziner.

Im Falle gesundheitlicher Beschwerden und in fortgeschrittenem Alter (empfohlen ab 35 Jahren) sollte ein Belastungstest ohnehin mit EKG-Überwachung (Elektrokardiogramm) vom Arzt durchgeführt werden.

5. Die Flexibilität des Rückens und der Beinbeuger

Gleichfalls von großer gesundheitlicher Bedeutung - vor allem für den vorwiegend sitzenden Teil der Bevölkerung - ist eine ausreichende Flexibilität (Dehnungsfähigkeit) des Rückens und der Beinbeugemuskeln. Diese Muskelgruppen neigen bei einseitigen Arbeitshaltungen zu Verkürzungen, was eine Reihe unangenehmer Nebenwirkungen mit sich bringen kann. So kommt es bei schlechter Dehnfähigkeit dieser Muskelgruppen gerne zu Blockaden des sogenannten Iliosakralgelenks (ISG = Kreuz-Darmbein-Gelenk). Dies ist die Region knapp über dem Steißbein. Wem hier schon einmal ein „Hexenschuss" ins Gebälk gefahren ist, der weiß, wovon die Rede ist. Ausreichende Beweglichkeit und Stabilität ist daher ein Muss! Und so testen Sie Ihre Flexibilität:

Beugen Sie den Oberkörper bei durchgestreckten Beinen so weit wie möglich nach vorne. Schauen Sie, wo Sie mit Ihren Händen Ihre Beine greifen können. *Mangelnde* Beweglichkeit liegt vor, wenn nur die Knie erreicht werden, *befriedigend* ist das Erreichen der Schienbeine, *gut* das Erreichen der Knöchel und eine *sehr gute* Beweglichkeit liegt vor, wenn Sie die Zehen berühren können. Sollten Sie gar zu den wenigen Zeitgenossen gehören, die in der Lage sind, ihre Handflächen auf den Boden zu legen, dann dürfen Sie diesen Test das nächste Mal mit einem breiten Lächeln getrost überspringen.

6. Das Gleichgewicht

Ein guter Gleichgewichtssinn ist ebenfalls eine wichtige Größe für unsere Gesundheit. Dazu dieser kleine Test: Stellen Sie sich auf ein Bein und balancieren Sie sich aus, dann schließen Sie die Augen. Die Aufgabe ist gelöst, wenn Sie 15 Sekunden sicher in der Balance stehen können. Standunsicherheiten können neben Kraft- und Bewegungsdefiziten auch auf einen erhöhten Stresslevel hinweisen - wer wackelt, ruht nicht in sich.

7. Die persönliche Gesundheitsnote

Niemand kennt uns so gut wie wir uns selbst - auch wenn wir dies mitunter verkennen und gesundheitliches Fehlverhalten gerne widrigen äußeren Umständen in die Schuhe schieben. Lehnen Sie sich einmal in Ruhe zurück, spüren und überlegen Sie, wie Sie sich im Allgemeinen und im Besonderen fühlen. Wie es um Ihr körperliches Wohlbefinden bestellt ist, wie Sie schlafen, wie sich körperliche, geistige und seelische Belastungen auf Sie auswirken. Fühlen Sie sich ausgeglichen und leistungsfähig? Haben Sie Freude am Leben? Gehen Sie gerne mit anderen Menschen um? Bewegen Sie sich gerne? Genießen Sie Ihre Mahlzeiten? Fühlen Sie sich ausgeruht?

Wenn Sie sich in Ihre aktuelle körperliche und seelisch-geistige Verfassung eingefühlt haben, dann vergeben Sie eine einfache Schulzensur für Ihr Befinden (1 = „sehr gut“ bis sechs = „ungenügend“). Sodann haben Sie einen recht guten Anhaltspunkt, wie es um Sie steht. Unsere Erfahrung zeigt, dass diese Selbstbewertung in den meisten Fällen mit den Ergebnissen medizinischer Diagnostik korreliert. Vergeben Sie nicht mindestens ein „ausreichend“ oder Ihre Versetzung ist ganz und gar gefährdet, ist ein Gang zum Arzt in der Regel ratsam.

Die Zahl der Personen, die mit ihren Zensuren auch ohne gravierende Erkrankungen unzufrieden sind, ist dennoch beträchtlich. Niemand sollte sich in diesem Falle schämen, ein wenig Nachhilfe in wichtigen Fächern der persönlichen Lebensführung zu nehmen.

V. Nachwort

Liebe Leserinnen und Leser | „Es gibt nichts Gutes, außer man tut es“, lautet ein bekannter Vers des Dichters Erich Kästner, den wir Ihnen noch einmal nachdrücklich ans Herz legen möchten.

Das Zusammenspiel der Themen Bewegen, Ernähren, Erholen, Denken und Kontrollieren ist für Gesundheit und Wohlbefinden von entscheidender Bedeutung. Hierauf lag der Fokus unserer Betrachtungen. In unserer Praxis erfahren wir täglich, von welch großer Bedeutung es ist, sich diese Zusammenhänge bewusst zu machen. Deren Beachtung bereitet nur wenig Aufwand, steigert unser Wohlbefinden aber beträchtlich. Warum sollten wir diese Hebeleffekte nicht nutzen?

Wir alle tragen die Verantwortung für unsere Gesundheit selbst. Es ist klug, dies nicht als Last, sondern als Chance zu empfinden. Wenn Sie die Lektüre unseres Buchs daher motivieren konnte, für Ihre Gesundheit aktiv zu werden, würde uns das freuen. Gerne stehen wir Ihnen dabei mit unserem **Praxisbuch** von **Sich wohl fühlen - gesund denken und handeln** zur Seite.

In diesem Sinne: Auf gute Gesundheit!

VI. Quellenverzeichnis

Alkoholsucht: www.alkoholsucht.eu (Vgl. Soziale Folgen)

ACSM, **American College of Sports Medicine**: Nutrition and athletic performance. Joint Statement, Med Sci Sports Experts 2009, 709-731. (www.ascm.org 10.08.2011)

Aristoteles: Die Nikomachische Ethik (Vollständige Ausgabe), hrsg.
Olof Gigon, München 1978.

Assmann, Gerd, Cullen, Paul, Schulte, Helmut: Simple scoring scheme for calculating the risk of acute coronary events based on the 10-year follow-up of the prospective cardiovascular Münster (PROCAM) study. In: Circulation, 19.02. 2002, 105. Vgl.: Procam Quick Check: Assmann-Stiftung für Prävention. (http://en.assmann-stiftung.de/procam/procam-risk-scores/procam-quick-check/)

Benet, Sula: Abkhasians: The long-living people of the Caucasus (Case studies in cultural anthropology), New York 1974. Siehe auch: http://www.ivu.org/german/congress/euro95/athletic.html

BMJ: Mortality in relation to smoking: 50 years' observations on male British doctors, doi:10.1136/bmj.38142.554479.AE (published 22 June 2004)

Bös, Klaus, Pratschko, Margit: Das große Kinder-Bewegungsbuch (mit Kinder-Fitness-Check), Frankfurt am Main 2009.

Ders.: Eine Studie zur motorischen Leistungsfähigkeit und körperlich-sportlichen Aktivität von Kindern und Jugendlichen in Deutschland, Baden-Baden, 2009.

Bollnow, Otto-Friedrich: Das Wesen der Stimmungen, Frankfurt am Main, Dritte durchgesehene und erweiterte Auflage 1956, 34ff.

Brown, Ari, Amerikanische Akademie für Pädiatrie (AAP): TV und Videos hemmen Kindesentwicklung, in: focus, 18.10.2011.

Bühringer, Gerhard, Augustin, Rita, Bergmann, Eckhart et al.: Alkoholkonsum und alkoholbezogene Störungen in Deutschland. Schriftenreihe des Bundesministeriums für Gesundheit, Band 128, Baden Baden 2000.

Bundesministerium für Gesundheit: Bundesgesundheitsbericht 2012, www.bundesgesundheitsministerium.de. (Die gesamten Gesundheitsausgaben betrugen im Jahr 2012 in Deutschland 286 Milliarden DM)

BundesPsychotherapeutenKammer (BPtK): BPtK-Studie zur Arbeitsunfähigkeit. Psychische Erkrankungen und Burnout, Berlin 2012.

Cole Steven, Frederickson, Barbara: Human cells respond in healthy, unhealthy ways to different kinds of happiness, 2013. vgl. http://www.sciencedaily.com/releases/2013/07/130729161952.htm

DGA-Jahrestagung (Deutsche Gesellschaft für Angiologie, Gesellschaft für Gefäßmedizin e. V.), Mannheim, 24.-27.09.2008. (Pressemitteilung)

Dettmer, Markus, Tietz, Janko: Jetzt mal langsam, in: Der Spiegel, Hamburg 30/2011.

Deutsche Gesellschaft für Ernährung: s. www.dge.de

Doll, Richard, Peto, Richard, Boreham, Jillian, Sutherland, Isabelle: Mortality in relation to smoking: 50 years' observation on male British doctors, in: BMJ, 2004, 328.

Drösser, Christoph: Stimmt's: Bambi-Syndrom, in: Die Zeit, Hamburg, Nr. 21/2007.

Eisler, Rudolf: Kant Lexikon, Hildesheim/Zürich/New York, 1984, 572ff, 579ff.

FAO - Food and Agriculture Organization of the United Nations, 2009:

Germany: Per capita food supply				
	Quantity [kcal/capita/day]			
	1994	1999	2004	2009
Food Supply	3247	3325	3462	3516
Source: FAOSTAT, FAO of the UN, Accessed on June 30, 2012. http://faostat.fao.org/site/368/default.aspx#ancor				

Framingham Herz-Studie: s. www.framinghamheartstudy.org/

Freudenberger, Hermann: Burn out. How to beat the high cost of success. Bantam 1983.

Geiß, Kurt Reiner, Hamm, Michael: Handbuch Sportler-Ernährung, 2. Auflage, Hamburg 2000, 81.

Gesundheitsberichterstattung des Bundesministeriums für Gesundheit: http://www.bmg.bund.de/gesundheitssystem/gesundheitsberichterstattung.html, insb.: Gesundheitsstudien des **Robert Koch-Instituts** RKI (DEGS-Studie, Studie zur Gesundheit Erwachsener in Deutschland, www.degs-studie.de; KiGGS-Studie, Studie zur Gesundheit von Kindern und Jugendlichen in Deutschland, www.kiggs-studie.de; GEDA-Studie, Gesundheit in Deutschland aktuell, www.geda-studie.de); Vgl. auch: **Deutsches Statistisches Bundesamt**: www.destatis.de: Publikationen, Statistisches Jahrbuch 2013, Kapitel 4: Gesundheit.

Gröntved, Anders. et. al.: A Prospective Study of Weight Training and Risk of Type 2 Diabetes Mellitus in Men. Arch. Intern. Med. Doi: 00.1001/archinternmed.2012.3138
www.ncbi.nlm.nih.gov/pubmed/22868691, 2012.

Halle, Martin: Kräftige Muskulatur erhöht die Lebenserwartung (BMJ 2008, 337, 439), in: Berufsverband Deutsche Internisten BDI, Internisten im Netz, News 07.11.2008.

Ders.: Zellen fahren gerne Fahrrad. Mit gesunden Gefäßen länger jung bleiben, München 2012.

Hebbelink, Marcel: Vegetarische Ernährung, körperliche Tätigkeit und sportliche Leistung, EVU News, Ausgabe 2, Brüssel 1996.

Henderson, Roger, in: www.welt.de, Ernährung im Mittelalter viel besser als heute, 19.12.07.

Hohmann, Andreas, Lames, Martin, Letzelter, Manfred: Einführung in die Trainingswissenschaft, 5. Unveränderte Auflage, Wiebelsheim, Mai 2010.

Hüfner, Klaus: Die Vereinten Nationen und ihre Sonderorganisationen. Strukturen, Aufgaben, Dokumente. Teil 2: Die Sonderorganisationen, Bonn 1991, S. 200.

Hurrelmann, Klaus: „Gesundheits- und Medizinsoziologie“, Weinheim 2013.

John, Ulrich, Hanke, Monika: Alcohol-attributable mortality in a high per capita consumption country - Germany. In: Alcohol and Alcoholism, 37(6), Greifswald 2002, 581-585.

Kant, Immanuel: Kritik der reinen Vernunft, 1. Auflage Riga 1781 (zahlreiche Neuauflagen).

Kasper, Heinrich: Ernährungsmedizin und Diätetik, unter Mitarbeit von Walter Burghardt, München, 12. Auflage 2014, 213.

Lersch, Philipp: Der Aufbau des Charakters, ab der 4. Auflage Der Aufbau der Person, München 1951, S. 246ff.

Martin, Dietrich, Carl, Klaus und Lehnertz, Klaus: Handbuch Trainingslehre, 3. unveränderte Auflage, Schorndorf 2001.

Middeke, Martin: Arterielle Hypertonie, Stuttgart 2005, 202.
Niebauer, Josef: Der Stellenwert körperlichen Trainings bei der aktuellen Therapie koronarkranker Diabetiker, Klinik für Innere Medizin und Kardiologie, Universität Leipzig - Herzzentrum GmbH. In: Deutsche Zeitschrift für Sportmedizin Jg. 56, Nr.1, 2005.
Parsons, Talcott: Definition von Gesundheit und Krankheit im Lichte der Wertbegriffe und der sozialen Struktur Amerikas. In: **Mitscherlich, Alexander**; **Brocher, Tobias**; **Mering, Otto von**; **Horn, Klaus** (Hg.): Der Kranke in der modernen Gesellschaft. Köln/Berlin, 1967.
Pedersen, Bente Klarlund, Åkerström, Thorbjörn C. A., Nielsen, Anders R. and Fischer, Christian P.: Role of myokines in exercise and metabolism. (PDF; 69 kB) In: J Appl Physiol 103:1093-1098, 2007.
Raschka, Christoph, Ruf, Stephanie: Sport und Ernährung: Wissenschaftlich basierte Empfehlungen und Ernährungspläne für die Praxis, Stuttgart 2012.
Schettler, Gotthard, Mörl, Huber: Der Mensch ist so jung wie seine Gefäße, München 1991, 58.
Schweitzer, Albert: Die Ehrfurcht vor dem Leben - Grundtexte aus fünf Jahrzehnten. Herausgegeben von **Hans Walter Bähr**, München, 10. Auflage 2013.
Selye, Hans: Stress. Bewältigung und Lebensgewinn. Aus dem Englischen von Hans. Th. Asbeck, München/Zürich 1974.
Ders.: The Physiology and Pathology of Exposure to STRESS. ACTA Medical Publishers, 1950
Ders.: Einführung in die Lehre vom Adaptationssyndrom (englisch 1952, deutsch 1953)
Ders.: Stress beherrscht unser Leben (deutsch 1957, als TB München 1991)
Siegenthaler, Walter: Klinische Pathophysiologie, 9. Auflage, München 2006, 203.
Strasser, Stephan: Das Gemüt, Grundgedanken zu einer phänomenologischen Philosophie und Theorie des menschlichen Gefühlslebens, Utrecht/Antwerpen/ Freiburg 1956, 121ff.
Vaitl, Dieter, Petermann, Franz (Hrsg.): Handbuch der Entspannungsverfahren, Band 1: Grundlagen und Methoden; Band 2: Anwendungen, 2. überarbeitete Auflage, Weinheim 2000.
Weineck, Jürgen: Sportbiologie, 10. überarbeitete und erweiterte Auflage, Balingen 2009, 430.
Werle, Klaus: Rangliste - Die DAX-Riesen mit den meisten Burnout-Kranken, in: manager magazin, Hamburg, 24.05.2012.
Willett, Walter C.: Balancing life-style and genomics research for disease prevention. In: Science and practice, 2002, 296.
World Health Organization WHO, Global Burden of Disease, 2004. (www.

Dr. med. Peter Kappes

Geb. 1963 in Darmstadt, Facharzt für Allgemein- und Innere Medizin, Sportmediziner, Präventivmediziner und Leistungsdiagnostiker. Nach langjähriger klinischer Tätigkeit in verschiedenen Abteilungen der Universitätsklinik Gießen und am Krankenhaus seines Heimatortes Usingen im Taunus (u. a. Intensivmedizin, Chirurgie, Innere Medizin und Kardiologie) ist er heute als Allgemeinmediziner niedergelassen. Als ehemaliger Zehnkämpfer und späterer Triathlet begleitet der Vater dreier Kinder heute medizinisch zahlreiche national und international erfolgreiche Sportler.

Dr. Stephen Wirth

Geb. 1959 in Darmstadt, Studium der Philosophie, Germanistik, Pädagogik, Ethnologie und Geschichte, nach der Promotion im Fach Philosophie arbeitete der Vater dreier Kinder als langjähriger Redenschreiber für prominente Persönlichkeiten aus dem Fernsehen, der Politik und Wirtschaft, als Dozent für Kommunikation, Öffentlichkeitsarbeit und Medienmanagement an verschiedenen Hochschulen sowie als Lehrer mit den Fächern Deutsch, Ethik und Sport. Als Trainer (mit A-Lizenz des Deutschen Leichtathletik Verbandes) betreut der ehemalige Hoch- und Stabhochspringer national erfolgreiche Nachwuchsathleten im Zehnkampf.

Gesamtherstellung:
Ph. Reinheimer GmbH, Darmstadt

Umschlag-Gestaltung & Layout:
Gerhard Utecht
Foto: fotolia Bildagentur/vege
Logo: Unter Verwendung von
fotolia Bildagentur/Green2

Bibliografische Information der Deutschen Nationalbibliothek:
Diese Publikation ist in der Deutschen Nationalbibliothek verzeichnet.
Detaillierte bibliografische Daten sind im Internet über http://www.dnb.de abrufbar.

Kontakt zu den Autoren und Bezug des Buches:
info@kw-gesundheitscoaching.de
www.kw-gesundheitscoaching.de
www.amazon.de

Kappes & Wirth Gesundheitscoaching GbR
Hattsteiner Allee 24
61250 Usingen

ISBN 978-3-00-046038-8

Impressum